TRAITÉ

HISTORIQUE, CHIMIQUE ET MÉDICAL

DES

EAUX-BONNES.

TRAITÉ
HISTORIQUE, CHIMIQUE ET MÉDICAL
DES
EAUX-BONNES,
PRÉCÉDÉ
D'UN APERÇU GÉNÉRAL
SUR LES EAUX SULFUREUSES DES PYRÉNÉES;

PAR
PAUL TONDUT,
EX-CHIRURGIEN EXTERNE DES HÔPITAUX DE PARIS (CONCOURS DE 1853);
ÉLÈVE, PAR CONCOURS, DE L'ÉCOLE-PRATIQUE D'ANATOMIE ET D'OPÉRATIONS CHIRURGICALES DE LA FACULTÉ DE MONTPELLIER; CHIRURGIEN EXTERNE DE LA CLINIQUE D'ACCOUCHEMENTS ET DE L'HÔPITAL-GÉNÉRAL; MEMBRE DE LA SOCIÉTÉ MÉDICALE D'ÉMULATION DE MONTPELLIER, DE LA SOCIÉTÉ DE MÉDECINE ET DE CHIRURGIE PRATIQUES DE LA MÊME VILLE, DE LA SOCIÉTÉ DE L'INSTRUCTION MUTUELLE, ETC.

« *Quemadmodùm aquæ gustu differunt et pondere ac statione, sic quoque virtute aliæ aliis præstant.* »
(HIPP., De aere, aq. et locis.)

MONTPELLIER
JEAN MARTEL AÎNÉ, IMPRIMEUR DE LA FACULTÉ DE MÉDECINE,
RUE DE LA CANABASSERIE 2, PRÈS DE LA PRÉFECTURE.
1857

PRÉFACE.

« *In nullâ parte naturæ majora sunt miracula quàm in thermis.* »
(PLINE, Hist. nat.)

« Le traitement des eaux minérales, employées à leurs sources, est, sans contredit, de tous les secours de la médecine le mieux en état d'opérer, pour le physique et le moral, toutes les révolutions nécessaires et possibles dans les maladies chroniques. »
(Th. BORDEU, T. II, p. 806.)

Tous les jours de nombreux ouvrages et des publications de diverse nature sont écrits par une foule de praticiens illustres pour vanter les vertus merveilleuses des eaux minérales de Vichy, de Plombières, du Mont-d'Or, de Barèges ou de Bagnères-de-Luchon, etc. Les mille voix de la publicité les prônent et les exaltent, souvent outre mesure. A côté de ces eaux, il est aussi une source thermale des Pyrénées dont les propriétés thérapeutiques, dans une des plus graves affections qui affligent l'humanité, sont incontestables, et dont on n'étudie peut-être pas assez, ce nous semble, les immenses avantages : nous voulons parler des Eaux-Bonnes.

Quoique la réputation de ces sources sulfureuses aille chaque année en augmentant, et que de nombreux malades y affluent pendant la saison thermale, leurs vertus curatives semblent peu connues, et deux ou trois monographies à peine ont été publiées dans le but de les populariser. Il est cependant indispensable que les médecins et les malades sachent à quoi s'en tenir sur un sujet si important à plus d'un titre.

Mis à portée, tout récemment, d'expérimenter les propriétés salutaires de ces eaux sur nous-même et sur bien d'autres personnes ; nous avons cru qu'il ne serait pas hors de propos d'esquisser, en quelques pages, nos observations sur les Eaux-Bonnes, et de signaler les effets qu'elles produisent sur l'économie, tant à l'état hygide qu'à l'état morbide.

Nous étudions successivement, dans ce traité, les maladies où ces eaux semblent indiquées, leurs divers modes d'administration, le traitement à suivre pendant et après leur usage. Des considérations générales sur les eaux sulfureuses des Pyrénées précèdent ce travail, dont la troisième partie est consacrée à l'examen du degré d'importance qu'on doit accorder aux Eaux-Bonnes exportées ou artificielles, et à la comparaison de ces sources sulfureuses avec celles qui prétendent rivaliser avec elles.

Nous nous estimerons heureux si ces pages sont lues avec intérêt, et si elles peuvent être de quelque utilité pour les progrès de la science.

Nous nous sommes surtout efforcé d'éloigner de notre sujet tout esprit de partialité, et d'éviter le double écueil signalé dans le précepte d'Horace :

Brevis esse laboro, obscurus fio.

Mars 1857.

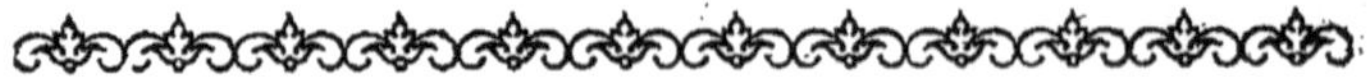

PREMIÈRE PARTIE.

APERÇU GÉNÉRAL SUR LES EAUX SULFUREUSES DES PYRÉNÉES.

« Il est certain que les eaux des Pyrénées sont d'un grand secours dans les maladies lentes et longues, et qu'elles opèrent quelquefois des guérisons inattendues et qui étonnent les connaisseurs. »

(Th. BORDEU, T. II, p. 929.)

C'est en France que les eaux minérales sont répandues avec le plus de profusion. On peut, sous ce rapport, partager ce pays en trois grandes régions :

1° Région du Sud ou des Pyrénées ;

2° Région du Centre ou des monts volcaniques de l'Auvergne ;

3° Région de l'Est ou des Vosges.

De ces trois régions, celle des Pyrénées est assurément la plus importante par le nombre de ses sources minérales et par leur diversité de température, de composition chimique et de propriétés médicatrices.

Les médecins, anciens ou modernes, qui se sont occupés d'hydrologie minérale, ont jusqu'à présent groupé les diverses eaux minérales d'après leurs propriétés chimiques, connues ou supposées. Cette classification est loin d'être à l'abri de tout reproche, car elle réunit souvent dans un même groupe des eaux dont les effets thérapeutiques sont tout opposés. Malheureusement, il est assez difficile de présenter une classification basée sur leurs vertus médicatrices.

Quelques auteurs ont tenté une réforme à ce sujet. M. Kreysig, de Leipzig[1], a fait trois classes d'eaux minérales : les fortifiantes ou toniques, les altérantes ou correctives, et les mixtes. M. Koelreuter, de Carlsruhe, les a distinguées d'après leurs principes électro-chimiques[2]. D'autres ont reconnu, d'après leur température, des eaux

[1] Kreysig, De l'usage des eaux minérales de Carlsbad, Ems, etc. Leipzig, 1825.

[2] Koelreuter, Classification systématique des eaux minérales, d'aprés leurs caractéres physiques, chimiques et médicaux. Leipzig, 1839.

chaudes, tempérées et froides. Osann [1] les divisait d'après la profondeur de leur point d'origine. M. Chevreul a cherché la coïncidence qui existe entre telle source minérale et tel terrain primitif, de sédiment, etc. M. Alex. Brongniart [2] a proposé une classification ingénieuse basée sur la nature des terrains d'où sortent les eaux. De toutes ces méthodes, la plus ancienne a prévalu : c'est celle qui repose sur leur composition chimique. Nous devons la suivre, comme l'ont fait la plupart des médecins hydrologistes, en attendant que de nouveaux résultats viennent nous donner une classification basée à la fois sur la thérapeutique et la chimie. Nous divisons donc les eaux minérales en cinq groupes :

1° Eaux sulfureuses,
2° Eaux alcalines,
3° Eaux ferrugineuses,
4° Eaux salines,
5° Eaux acidules-gazeuses.

---

[1] Osann, Histoire physico-médicale des sources minérales connues des principales contrées de l'Europe. Berlin, 1829.

[2] A. Brongniart, Mémoires du Muséum d'histoire naturelle, années 1804, 1805, 1806.

Il n'existe pas aux Pyrénées de sources acidules-gazeuses.

Les eaux sulfureuses doivent seules nous occuper.

I. Les eaux sulfureuses composent à elles seules la grande majorité des sources minérales des Pyrénées, et sont aussi les plus fréquentées. Leur classification a subi diverses variations. On a abandonné aujourd'hui celles d'Anglada[1], d'Alibert, de M. Chevreul, etc., pour suivre la division de M. le docteur Fontan, un des meilleurs élèves de M. Barruel, en eaux sulfureuses *naturelles* et sulfureuses *accidentelles*. Le partage du savant chimiste de Toulouse, M. le professeur Filhol, en eaux à base de sulfure de sodium et eaux à base de sulfure de calcium[2], ne diffère que par le nom des deux classes de M. Fontan. Je ne parlerai que

---

[1] Anglada divisait les eaux sulfureuses en huit espèces :
Trois espèces simples : eau hydro-sulfuriquée, sulfureuse hydrosulfatée, et sulfureuse hydrosulfatée sulfurée ;
Et cinq espèces composées : eau sulfureuse sur-hydrosulfatée, sulfureuse acidule, sulfureuse hydrosulfatée carbonatée alcaline, sulfureuse iodurée et sulfureuse saline. (*Mémoires sur les eaux minérales sulfureuses* 1828, 1er vol.)

[2] Filhol, Eaux minérales des Pyrénées. 1853, p. 55.

comme mémoire des sources sulfureuses *dégénérées*, nommées ainsi par Anglada parce qu'elles perdent leurs principes sulfureux au contact de l'air, tout en conservant leurs autres propriétés. Orfila a rangé dans cette classe les sources Bruzaud et Rieumizet à Cauterets.

Voici quels sont les caractères des deux groupes admis par M. Fontan [1] :

1° *Sources sulfureuses naturelles.* — Elles sont de beaucoup les plus nombreuses, naissent toutes éloignées des autres sources dans les terrains primitifs ou à la limite de ces terrains et des terrains de transition, et présentent le caractère sulfureux dans tout leur cours. Presque toutes sont thermales (Bayen de Bagnères de Luchon, 68° centigr.; Barèges, le Tambour, 44° centigr.; Eaux-Bonnes, Source Vieille, 33° centigr.). Quelques-unes cependant font exception à cette règle (Labassère, 12° centigr.; Eaux-Bonnes, la Froide, 13° centigr.). Elles contiennent pour principe sulfureux du sulfure de sodium, dégagent de l'azote pur,

---

[1] Fontan, Recherches sur les eaux minérales des Pyrénées, de l'Allemagne, de la Belgique, de la Suisse et de la Savoie. 2e édit., 1853.

et sont beaucoup plus efficaces que les autres pour le traitement des maladies.

2° *Sources sulfureuses accidentelles.* — Les sources sulfureuses accidentelles, que M. Michel Chevalier appelle « des eaux artificielles frelatées par la nature », sont au nombre de cinq ou six aux Pyrénées (Salies, Cambo, Pinac de Bagnères de Bigorre, etc.), et naissent dans les terrains secondaires ou tertiaires. Placées auprès de sources salines et salines elles-mêmes, elles ne deviennent sulfureuses que par leur passage à travers des substances organiques en putréfaction. Elles sont presque toutes froides, et dégagent de l'acide carbonique mêlé à de l'acide sulfhydrique et à des traces d'azote. Leur principe de sulfuration est dû au sulfure de calcium.

II. Les eaux sulfureuses naturelles (sources à base de sulfure de sodium, de M. Filhol), les seules qui nous intéressent, répandent une odeur particulière d'œufs couvis, présentent une saveur douceâtre et noircissent les métaux. Elles sont limpides et transparentes; quelques-unes cependant doivent à une modification particulière du principe sulfureux, qu'on n'a pu encore bien expliquer, un changement de couleur et d'aspect: c'est ainsi qu'on peut observer des eaux blanches à Bagnères de Luchon, jaunâtres à Barèges, bleuâtres à Ax, lactescentes à Cadéac, etc. Leur thermalité subit de temps en temps de légères variations, dont la cause reste inexplicable. Il en est de même de leur volume. Le contact de l'air leur fait éprouver des altérations d'autant plus grandes qu'elles dégagent plus d'acide sulfhydrique.

III. La Barégine et la Sulfuraire. — Parmi les matières organiques contenues dans les eaux sulfureuses naturelles, on rencontre une substance azotée particulière qui a été successivement appelée *barégine* par M. Longchamp [1], qui l'avait observée le premier à Barèges; *glairine* par Anglada [2], qui la comparait à des glaires d'œuf, et *pyrénéine* par M. Fontan [3], qui ne l'a rencontrée jusqu'à présent que dans les eaux sulfureuses des Pyrénées. Le nom de *barégine* a prévalu. C'est une matière

---

[1] Longchamp, Annuaire des eaux minérales de France, 1830 à 1832.

[2] Anglada, *loc. cit.*

[3] Fontan, *loc. cit.*, p. 91.

amorphe, visqueuse, gélatineuse, sans trace d'organisation, et comparée par M. Fontan au corps vitré de l'œil. Elle est, suivant lui, en rapport avec la proportion du principe sulfureux, et ne serait qu'un dépôt des substances en dissolution dans ces eaux.

La barégine n'avait pas échappé à Bordeu, qui en parle assez vaguement. Il dit à ce sujet : « Il y aurait beaucoup à faire par rapport à ces glaires ; le temps nous apprendra beaucoup. Je ne puis pas me persuader qu'elles n'aient des usages fort étendus[1]. »

Outre cette barégine, on trouve dans les eaux sulfureuses des filaments blancs, observés par M. Fontan dès 1836, et auxquels il a donné le nom de *sulfuraires*. La sulfuraire est un végétal de la nature des conferves, qui vit au contact de l'air et dans les courants d'eau sulfureuse de + 7 à 45° centigrades. Elle est d'autant plus développée que les eaux sont plus minéralisées.

IV. Il existe un grand désaccord entre les

---

[1] Th. Bordeu, Lettres sur les eaux minérales du Béarn, p. 175.

chimistes quant à la nature du principe sulfureux des Pyrénées. Save, pharmacien de Saint-Plancard[1], l'attribuait à l'acide sulfhydrique; Bayen[2] et Poumier[3] au sulfure de calcium, Longchamp[4] au sulfure hydrogéné, Anglada au monosulfure de sodium, lorsque M. Fontan vint faire jouer le premier rôle au sulfhydrate de sulfure ($NaS + SH$). Mais les recherches de MM. Boullay et Ossian Henry, et surtout celles de M. Filhol[5], ont rétabli la théorie d'Anglada, et l'on considère maintenant le monosulfure de sodium comme principe minéralisateur des eaux sulfureuses.

Les sels alcalins que contiennent les eaux sulfureuses, sont formés par la décomposition du sulfure alcalin par la silice en dissolution dans l'eau; il en résulte un dégagement d'acide sulfhydrique et la formation de silicate de soude.

V. Les eaux sulfureuses naturelles sont employées

---

[1] Save, Analyse de l'eau minérale d'Encausse, 1809.

[2] Bayen, Analyse des eaux de Bagnères de Luchon, 1765.

[3] Poumier, Analyse et propriétés des eaux des Pyrénées, 1813.

[4] Longchamp, *loc. cit.*

[5] Mémoires de l'Académie des sciences, T. XXXV, p. 43.

de deux manières, en boisson et en bains; on y joint quelquefois les douches, les injections et les gargarismes. On doit être très-circonspect sur leur emploi ; car les indications du médecin varient selon la constitution des malades, leur tempérament, leur âge, leur sexe, leur idiosyncrasie, etc. Si on en abusait, elles détermineraient des troubles graves dans l'économie; il faut donc consulter le médecin toutes les fois qu'on s'aperçoit d'un changement dans son état. Aussi est-on dans l'habitude de prendre les eaux en boisson, en commençant par de petites doses qu'on augmente progressivement. Au bout de quelques jours, et quand l'économie est pour ainsi dire saturée d'eau thermale, on les cessera pendant quelque temps, puis on les reprendra encore comme précédemment, et ainsi de suite.

On doit, pendant la saison des eaux, suspendre toute espèce de traitement antérieur, afin de permettre au liquide minéral d'agir plus sûrement: c'est aussi pour cela que l'alimentation doit être légère, quoi qu'en disent certains médecins, et quoique les malades fassent souvent tout le contraire. Il ne faut pas non plus abuser des bains; on les prend quatre heures après son repas et à la suite d'une promenade, qu'on reprendra après si les forces du malade le permettent.

La force et la durée des douches devront être réglées avec soin, car on a vu des exemples funestes de douches trop long-temps prolongées.

L'exercice, les promenades au grand air, à pied ou à cheval, ne peuvent être que d'un bon effet, et servent de complémentaire obligé du traitement sulfureux.

VI. Les eaux sulfureuses exercent une stimulation sur tout l'organisme. Leur effet immédiat est nul d'abord ; mais au bout de quelques jours il y a une accélération des fonctions circulatoires et respiratoires ; la sécrétion est provoquée, l'appétit est excité, le sommeil est interrompu ; souvent la fièvre se manifeste, mais c'est une fièvre de réaction, due à une espèce de rébellion de l'économie contre le breuvage salutaire. Ces symptômes peuvent persister plus ou moins long-temps, mais ils finissent par se dissiper, et à cet état d'irritation succèdent un calme, un bien-être inaccoutumés.

Beaucoup de personnes quittent les eaux et semblent n'avoir pas obtenu les effets médicateurs qu'elles étaient venues y chercher; mais quand elles sont rentrées dans leur intérieur et qu'elles ont repris leurs occupations habituelles, alors, au bout d'un, de deux ou plusieurs mois, le bon effet de l'eau sulfureuse se fait sentir, les douleurs finissent par diminuer et s'apaiser avec les autres symptômes du mal.

VII. Une chose importante est de bien choisir la localité thermale dont la source conviendra au malade qu'on désire y envoyer; aussi tel malade que les Eaux-Bonnes soulageraient, verra son mal empirer s'il va boire les eaux de Bagnères de Luchon, qui sont sulfureuses comme les premières. Ce n'est pas par affaire de mode qu'on se rend à telle eau pour guérir un rhumatisme, à telle autre dans le cas d'affection bronchique, à une troisième pour la cicatrisation d'un ulcère, etc.: l'expérience est venue confirmer les données de l'empirisme, et montrer que l'action thérapeutique ne revient pas seulement au calorique, à l'eau en elle-même, mais aussi aux principes qu'elle renferme et dont quelques-uns échappent à notre analyse. Parmi ces principes minéralisateurs isolés des eaux sulfureuses, on doit surtout remarquer le soufre et les matières organiques végéto-animales dont nous avons parlé plus haut. De tout temps on a employé avec succès le soufre et ses combinaisons dans le traitement des maladies de la peau et des poumons. Galien envoyait ses phthisiques en Sicile y respirer les émanations sulfureuses des volcans. Le soufre agit comme excitant et comme stimulant diffusible sur toute l'économie, mais ne convient pas aux constitutions pléthoriques et irritables. En dehors de cette action particulière, les eaux sulfureuses en possèdent d'autres qui tiennent à un concours particulier de causes diverses que nous éprouvons sans pouvoir les expliquer. On peut dire qu'une eau minérale est une thériaque, un assemblage des éléments les plus hétérogènes, qui ne sont efficaces qu'autant qu'ils sont intimement combinés ensemble et qu'on n'essaiera pas de les désagréger.

VIII. A quelle cause doit-on attribuer la thermalité des eaux minérales? Est-ce à la chaleur centrale de la terre, à la proximité des volcans, à l'électricité ou à des combinaisons chimiques inconnues? Comment aussi les eaux se minéralisent-elles? Ce sont autant de questions qui sont loin d'être résolues ; problèmes intéressants pour le savant, le géologue, mais fort secondaires pour le médecin qui n'y voit aucune indication au point de vue de la thérapeutique.

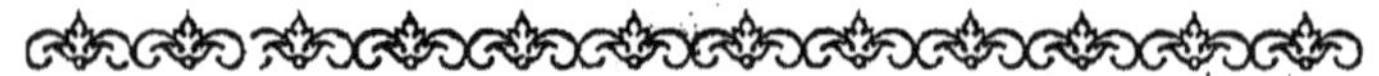

DEUXIÈME PARTIE.

DES EAUX-BONNES.

« Les Eaux-Bonnes sont regardées par beaucoup de médecins comme le meilleur remède possible contre les maladies de poitrine. »
(Fr. BORDEU, *Précis d'observations*, p. 94.)

CHAPITRE I.

Historique.

L'origine des Eaux-Bonnes est beaucoup plus modeste que celle de ses voisines, Bagnères de Bigorre et Luchon, qui se vantent d'avoir été fondées par les légions romaines et embellies par leurs empereurs.

Les sources minérales qui font la réputation des Eaux-Bonnes, ne furent découvertes qu'il y a près de quatre cents ans, et cela d'une manière tout-à-fait fortuite.

Voici ce que rapporte, à ce sujet, la chronique ossalaise :

Un berger qui faisait paître son troupeau dans le vallon qui nous occupe, s'aperçut qu'une de ses vaches, dont les jambes étaient couvertes d'ulcères, restait une partie du jour au milieu des eaux marécageuses du ravin, et en éprouvait un soulagement sensible qui alla bientôt jusqu'à la guérison. Le bruit de la cure de l'animal se répandit aux environs, et les malades de la contrée vinrent essayer avec succès des vertus surprenantes de ces eaux. Bientôt quelques maisons se groupèrent auprès des sources salutaires et devinrent le noyau du village que nous voyons aujourd'hui.

On parle, vers cette époque, de la guérison d'une affection utérine opérée par les Eaux-Bonnes sur la personne de la femme de Roger V, comte de Foix.

Mais ce ne fut que sous François Ier que ces eaux furent tirées de l'obscurité où elles étaient plongées. Marguerite de Valois, reine de Navarre et sœur du roi-chevalier, donna aux eaux du Béarn un certain éclat. C'est là que cette poétique princesse, nommée par Clément Marot *la Marguerite des Marguerites*, venait souvent rimer avec ses courtisans et composer quelques-uns de ses gracieux romans. Jean d'Albret, grand-père de Henri IV, envoya aux Eaux-Bonnes ses soldats blessés à la bataille de Pavie, et plusieurs d'entre eux en revinrent complètement guéris. On leur donna, à cette occasion, le nom d'*eaux d'arquebusade*.

Ce succès ne fut cependant que momentané, et les rois de Navarre ne vinrent que rarement visiter le vallon des Eaux-Bonnes, tandis qu'ils fréquentaient les Eaux-Chaudes, leurs voisines, avec l'élite de leur joyeuse cour.

Il faut arriver jusqu'au milieu du XVIIIe siècle pour voir ces eaux tirées enfin de l'oubli dans lequel on les avait laissées si long-temps. C'est, en effet, au grand Bordeu que les Eaux-Bonnes doivent la vogue méritée dont elles jouissent maintenant; c'est lui qui a reconnu leur véritable destination, et qui les a appropriées spécialement au traitement des affections des voies respiratoires. Théophile Bordeu, par une modestie qui l'honore, a voulu associer son père et son frère, Antoine et

François Bordeu, à ses savants travaux ; et les écrits de ces trois médecins sur les eaux minérales du Béarn, pleins d'observations intéressantes sur les sources qui nous occupent, sont encore le guide le plus suivi dans cette importante partie de l'hydrologie minérale. Le *Journal de Barèges*, rédigé par les Bordeu, servit surtout, à cette époque, à populariser l'emploi thérapeutique des eaux sulfureuses des Pyrénées.

Depuis Bordeu, les malades affluent aux Eaux-Bonnes, et, parmi ses illustres visiteurs, nous devons mentionner les impératrices Joséphine (1806) et Eugénie (1855), dont la présence ne fit qu'accroître, en deux circonstances différentes, la renommée de ces sources thermales.

Aujourd'hui il y accourt des malades d'un bout à l'autre de la France, et je dirai même de tous les points du monde. Le village a vu décupler le nombre de ses maisons, et a pu loger, en été, jusqu'à deux mille étrangers plus ou moins malades ; car on ne vient pas aux Eaux-Bonnes pour ses plaisirs. *Urbes aquæ condunt*, a dit Pline, et c'est ce que prouvent les sources qui nous occupent. L'affluence pendant la saison des eaux est telle, que les logements, que la spéculation a divisés à l'infini, ne suffisent plus pour recevoir les visiteurs, et que, le terrain manquant, on fait sauter à la mine des quartiers de roche et des blocs de montagne, ou bien on suspend de fragiles constructions par des poteaux au-dessus du Gave mugissant; et c'est sur ce nouveau terrain, gagné sur la nature et les éléments, que l'on improvise des habitations pour les nouveaux venus. Si cette vogue va toujours croissant, le village, resserré entre les rochers, sera forcé d'obéir à l'infranchissable *veto* de la nature, et ne pourra plus recevoir tous ses visiteurs.

CHAPITRE II.

Topographie médicale.

Le village des Eaux-Bonnes, Bonnes ou Aigues-Bonnes, est situé dans la belle vallée d'Ossau et dans l'angle sud-est du département des Basses-Pyrénées, à 4 kilomètres de Laruns, son chef-lieu de canton, à 33 d'Oloron, chef-lieu de l'arrondissement, et à 40 de Pau.

Il dépend de la commune d'Aas, dont le village

est placé sur le penchant de la Montagne-Verte, qui lui fait face.

Longitude : 42° 59′ N.

Latitude : 2° 44′ O.

Altitude : 790 mètres au-dessus du niveau de la mer.

On arrive de Pau aux Eaux-Bonnes par la vallée d'Ossau, que fertilise le Gave du même nom, et qu'entourent les croupes arrondies des montagnes servant de contreforts aux Pyrénées.

Quand on a franchi le pont de marbre de la petite ville de Laruns, on trouve le chemin barré tout-à-coup par un rocher à pic. C'est là que cesse la plaine et que la montagne commence. La route se bifurque en ce point.

Celle de droite remonte le cours du Gave et conduit aux Eaux-Chaudes, en traversant un horrible défilé où l'on a creusé hardiment une voie gigantesque au-dessus du torrent.

Celle de gauche conduit aux Eaux-Bonnes par une route en zigzags capricieux, taillée sur le flanc de la montagne. On arrive tout-à-coup au village, au détour de la route, et sans avoir été prévenu de son approche. Et c'est un contraste assez curieux que de voir au milieu de ces montagnes sauvages une petite ville moderne, gracieuse et coquette, transportée là comme par une baguette magique.

Le village des Eaux-Bonnes se compose d'une centaine de maisons, construites la plupart avec beaucoup de luxe, couvertes d'ardoises et bâties avec des marbres des Pyrénées. Il est formé de deux rues principales : la première monte en pente douce depuis l'entrée du village jusqu'à la modeste chapelle du lieu, près de laquelle s'élève l'établissement thermal, au pied de la montagne du Trésor ; la seconde, nommée *rue de la Cascade*, contourne à gauche la colline qui regarde la Montagne-Verte ; elle descend presque à pic jusqu'au pont jeté sur le ruisseau le Valentin, et tire son nom d'une magnifique chute d'eau que forme le Gave près de cet endroit.

Au milieu du village s'étend une promenade plantée d'arbres et décorée du nom de *Jardin anglais*, qui sert de point de réunion aux baigneurs avant ou après les stations à la Buvette.

Le ravin étroit des Eaux-Bonnes est entouré de hautes montagnes boisées, limité par la butte du Trésor, au pied de laquelle jaillissent les sources thermales, et dominé au fond par les cimes neigeuses du Pic de Ger. On a tracé sur les pentes des montagnes qui entourent le village, des sentiers sinueux, d'agréables promenades, dont je parlerai plus loin en détail.

Le village, situé au fond de cette gorge comme dans un entonnoir, est une partie du jour à l'abri des rayons solaires, et protégé des vents par la ceinture que lui forment les pentes ombreuses des montagnes.

Aussi les variations de température y sont-elles beaucoup moins fréquentes que dans les autres stations thermales, et les orages, si rares en été, y sont de peu de durée. Mais l'on y observe, comme dans tous les lieux montagneux, des changements variables aux diverses heures du jour : ainsi, les matinées sont brumeuses, l'après-midi brûlant, et les soirées froides et humides. Il faut être bien prémuni d'avance contre un tel climat.

Cependant le froid y est bien moins intense qu'aux autres eaux, à Cauterets et à Barèges par exemple ; aussi les saisons thermales s'y prolongent plus long-temps et durent du 1er juin au 15 septembre.

On doit choisir de préférence le moment le plus

chaud de l'année, et y séjourner du 15 juillet au 15 août.

La température présente pendant la saison thermale une moyenne de 26 à 28°.

Les vents du sud-ouest et du nord-est sont ceux qui règnent le plus souvent; ils traversent d'un bout à l'autre le vallon des Eaux-Bonnes; mais ce n'est qu'en hiver qu'ils soufflent avec violence, et que la pression barométrique subit de brusques variations.

La situation toute particulière des Eaux-Bonnes y rend l'air plus pur que partout ailleurs, et les goîtres que j'ai rencontrés dans les vallées voisines, à Gabas et à Gèdre, y sont tout-à-fait inconnus.

Quoique les bois des montagnes environnantes entretiennent l'humidité et attirent les orages; néanmoins, la pluie et la grêle, qui accompagnent les éclats formidables du tonnerre répercutés dans le vallon, ne tombent en été que pendant quelques secondes, et c'est plus loin qu'elles acquièrent toute leur intensité.

Quant aux trois règnes de la nature, le géologue et le botaniste trouvent réunis en petit la succession des minéraux et des plantes qu'on rencontre du pôle à l'équateur. Les plantes alpestres les plus communes au sommet des montagnes sont : le buis, la lauréole odorante, l'aconit napel, le pin, l'if, le rhododendron, etc.

Les chasseurs poursuivent dans leurs retraites l'ours, l'isard, le chevreuil ou le sanglier, et dédaignent les ortolans ou les palombes grises qui peuplent les bois.

Les torrents écumeux sont riches en truites saumonées très-recherchées.

Le paysan béarnais, qui est laboureur ou pâtre selon qu'il cultive son champ ou fait paître ses troupeaux sur les prairies découvertes par les neiges, est, en général, de moyenne taille, svelte, d'un tempérament sanguin, d'une constitution robuste, d'une physionomie douce et fière.

Parlant une langue à part et portant un costume particulier, il semble faire la transition entre le Français et l'Espagnol; mais on reconnaît plutôt en lui un digne descendant de Henri IV. Dans ses montagnes, il mène une vie longue et heureuse. L'Ossalais est rarement malade, il ne présente que de temps en temps des affections catarrhales assez graves; mais si vous le transportez hors de son pays, il languira, et la nostalgie fera en lui une nouvelle victime. On ne peut s'empêcher de rendre hommage au noble caractère du Béarnais, que malheureusement le contact des étrangers tend à changer peu à peu en lui ôtant sa naïve bonhomie.

CHAPITRE III.

Des sources sulfureuses.

Les sources minérales de Bonnes jaillissent presque toutes de la montagne du Trésor, à laquelle est adossé l'établissement thermal où elles sont reçues. Elles sont au nombre de cinq :

1° La Source Vieille ou la Buvette.......... 33° cent.
2° La Nouvelle.............................. 31°
3° La Source d'en-bas....................... 32°
4° La Source d'Ortech....................... 23°
5° La Froide, source du bois ou de la montagne. 13°

Les trois premières sources sont reçues dans l'établissement.

La Source Vieille n'est employée qu'en boisson à la Buvette : c'est donc la plus importante de toutes.

La Source Nouvelle et la Source d'en-bas alimentent les baignoires et les douches de l'établissement ; on est obligé de les chauffer artificiellement pour les rendre propres à être administrées.

La Source d'Ortech, qui était utilisée au temps de Bordeu, est située au bord du Gave et va se perdre dans le torrent ; on la néglige sans doute à cause de sa température plus basse.

La cinquième source, appelée *Source du bois*, *Source de la montagne* ou *Source Froide* à cause de sa température (13° centigr.), est beaucoup moins employée que la source vieille, et est surtout indiquée dans un autre genre d'affections. Elle est située au pied de la montagne de Gourzi qui fait face à la butte du Trésor, au bas de la promenade Grammont, sur le bord du ruisseau de la Sonde. Elle jaillit d'une roche calcaire par un robinet de cuivre, et est abritée provisoirement par une petite cabane en planches d'un modeste aspect. Elle présente une odeur et une saveur plus sulfureuses que les autres sources.

L'établissement thermal où sont reçues les principales sources est situé à l'extrémité du village; il présente ce précieux avantage de se trouver à la portée des malades, qui n'ont pas besoin de faire de longues courses pour s'y rendre. C'est un édifice assez modeste, construit en marbre des Pyrénées, beaucoup trop petit pour sa destination.

Il se compose d'une seule salle qui contient la

Buvette, où l'eau s'échappe en un mince filet d'eau à certaines heures de la journée par un robinet de verre, et est distribuée aux malades.

De chaque côté se trouvent quelques salles de bains, petites, étroites, mal aérées, qui ne suffisent pas aux nombreux baigneurs de chaque jour. Il n'y a en tout que dix baignoires et deux douches.

Il serait à désirer que la Commune, qui gagne tant par les étrangers qui y accourent tous les ans, ne se contentât pas de la renommée de ses eaux pour les attirer, et fît au moins dans l'établissement quelques améliorations urgentes.

Elle devrait suivre l'exemple des Eaux-Chaudes, et faire construire un nouvel établissement présentable, ayant un promenoir couvert pour pouvoir contenir au moins tous ses malades en cas de pluie, des baignoires en nombre suffisant pour tous les besoins; et, pour cela, on pourrait employer l'eau sulfureuse dont on remplit les flacons qu'on expédie dans toute la France. Qu'on s'occupe de ce soin en hiver; mais que, pendant la saison thermale, on laisse au moins aux malades l'eau nécessaire à leurs bains.

Enfin, le besoin urgent se fait sentir d'un *vaporarium*, où les malades viendraient passer plusieurs heures et respirer un air chargé de principes sulfureux. Je m'occuperai plus loin des avantages de ce moyen, dont on a tiré d'excellents effets aux eaux de Vernet et d'Amélie-les-Bains.

On devrait, de plus, utiliser comme autrefois la Source d'Ortech, qui jouit à peu près des mêmes propriétés que la Buvette, et qu'on laisse se perdre dans le Gave.

Je ne doute pas non plus qu'avec des fouilles convenablement dirigées, on ne puisse augmenter le volume des sources thermales.

Il serait aussi nécessaire de créer un salon de conversation, où les baigneurs pourraient se rassembler et se réunir dans la journée. Ces innovations urgentes seraient un grand service à rendre aux malades, et nous faisons des vœux pour que notre appel soit entendu.

Occupons-nous des propriétés diverses des Eaux-Bonnes : je veux parler de la Source Vieille, qui est de beaucoup la plus importante.

A. *Propriétés physiques.*

Les sources des Eaux-Bonnes sortent par groupes, dans lesquels la source la plus sulfureuse et la plus chaude (Source Vieille) est au centre du groupe (la Source d'en-bas et la Nouvelle sont auprès; celle d'Ortech, plus froide, est beaucoup plus éloignée), comme cela a lieu à Cauterets, à Barèges, etc.

Elles s'échappent du calcaire superposé aux roches stéatiteuses, à la limite du terrain primitif et du terrain de transition; elles charrient avec elles des portions de terrains qu'elles traversent; aussi contiennent-elles plus de chaux que les eaux du reste de la chaîne.

L'eau de Bonnes est limpide, incolore, d'une saveur douceâtre, d'une odeur particulière d'œufs couvis, ne laissant aucun dépôt, se troublant peu à l'air libre, mais plus par l'ébullition qui, prolongée au contact de l'air, lui enlève son principe sulfureux. Sa pesanteur spécifique est un peu plus grande que celle de l'eau distillée; elle présente, quand on la boit, une onctuosité toute particulière que je n'ai retrouvée dans aucune autre eau des Pyrénées. Cette propriété est due probablement à la présence de la glairine, jointe à celle de la sulfuraire, que M. le docteur Fontan a rencontrée en abondance dans la Source Vieille et la Source Froide.

J'ai pu aussi constater parfaitement à l'œil nu et à la loupe la présence de sulfuraires sur les bords de la Source d'Ortech ; j'y ai même distingué quelques-unes des variétés admises par M. Fontan, des sulfuraires en forme de peluche, de crinière et de houppes à poudrer. Ce végétal confervoïde est composé de filaments qui adhèrent par leur racine au rocher et aux cailloux au moyen d'une substance gélatineuse particulière, et qui flottent au courant de l'eau par leur extrémité libre. Il présente l'aspect d'un duvet blanchâtre ; dans certains endroits, je l'ai vu d'une couleur vert sale.

Il est à croire que ces végétaux confervoïdes contiennent une assez grande proportion d'iode, qui concourrait encore puissamment avec l'eau minérale aux guérisons des personnes lymphatiques, scrofuleuses, etc.

Essai de l'Eau de Bonnes par les réactifs.

Teinture bleue de tournesol.	pas d'action sensible.
Sirop de violettes.........	un peu verdi.
Eau de chaux.............	teinte brune, due probablement à la matière organique.
Eau de baryte.............	
Potasse..................	
Ammoniaque.............	

Essai de l'Eau de Bonnes par les réactifs.

(Suite.)

Soude	trouble léger.
Acide sulfurique	rien.
Acide arsénieux	jauni.
Oxalate d'ammoniaque	trouble.
Sels de plomb	précipité blanc.
Mercure	noirci.
Dissolutions d'argent, de cuivre, etc	noircies.
Dissolution de savon	dissoute.

Les différences de température qu'on a observées en diverses occasions aux mêmes sources minérales, ont été étudiées par Anglada, qui les a attribuées à des causes accidentelles ou à des erreurs de la part des observateurs. M. Filhol a remarqué que les sources les plus chaudes sont celles qui éprouvent le moins de variations. Le tableau qu'il donne des observations faites aux Eaux-Bonnes à différentes époques par divers médecins, montre que ces changements sont assez légers [1].

---

[1] Filhol, Eaux minérales des Pyrénées, recherches, etc., p. 87.

EAUX-BONNES.

1o SOURCE VIEILLE (A LA BUVETTE).

TEMPÉRATURE	NOM DES AUTEURS	DATE DES OBSERVATIONS
33°,00	M. Forbes.	1835
33°,35	M. Fontan.	1835 3 octobre.
33°,32	M. Fontan.	1837 22 septembre
32°,92	M. Fontan.	1840
33°,20	M. Gintrac.	1841
32°,20	M. Filhol.	1850

2o SOURCE FROIDE (A LA SOURCE).

TEMPÉRATURE	NOM DES AUTEURS	DATE DES OBSERVATIONS
12°,80	M. Fontan.	1835 3 octobre
13°,00	M. Fontan.	1837 22 septembre
12°,65	M. Fontan.	1840
13°,00	M. Gintrac.	1841
12°,20	M. Filhol.	1850

B. *Propriétés chimiques.*

L'analyse des Eaux-Bonnes a été faite par plusieurs chimistes différents. Voici les résultats qu'a obtenus M. Ossian Henry, chef des travaux chimiques de l'Académie de médecine de Paris :

POUR UN LITRE D'EAU DE BONNES :

Substances volatiles.

Azote	traces.
Acide carbonique	0^{gr},0064
Acide sulfhydrique	0, 0055

Substances fixes.

Chlorure de sodium	0, 3423
Chlorure de magnésium	0, 0044
Chlorure de potassium	traces.
Sulfate de chaux	0, 1180
Sulfate de magnésie	0, 0125
Carbonate de chaux	0, 0048
Silice et oxyde de fer	0, 0160
Matière organique contenant du soufre	0, 1065
Soufre	traces.
	0^{gr},6045

M. le docteur Fontan, qui a analysé la plupart des eaux des Pyrénées, a publié les résultats suivants sur les quantités d'iode, de soufre et de sulfure de sodium contenues dans les Eaux-Bonnes. Nous y joignons les analyses de MM. Longchamp et Gintrac :

EAUX-BONNES.

Sources.	Température	IODE PAR LITRE	Soufre	SULFURE DE SODIUM	SULFURE DE SODIUM	SULFURE DE SODIUM
Source Vieille	32°,92	0gr,076	0,0081	0,02363	0,0251	0,217
Ortech	22°,90	0, 074	—	0,02301	—	
Source Froide	12°,65	0, 064	—	0,02091	—	0,192
					Longchamp	Gintrac

Les eaux de Bonnes donnent 0gr,0219 au sulfhydromètre du docteur Dupasquier. On regarde maintenant le sulfure de sodium comme leur principe minéralisateur. M. Filhol l'attribue au sulfure de calcium. Il est très-probable qu'elles contiennent de l'arsenic, comme on en trouve dans la plupart des sources thermales.

Il est à remarquer pour les sources de Bonnes, comme pour chaque localité thermale, que toutes ces sources ont la même composition, qui ne diffère que par la proportion des principes contenus, proportion en rapport direct avec la température.

On doit aussi observer que les Eaux-Bonnes sont celles qui contiennent les plus fortes proportions de chlorure de sodium de toute la chaîne des Pyrénées (0,3423) [1], et il faudrait peut-être attribuer plusieurs effets médicateurs à l'action de cette

[1] Gazost n'en a que 0,3157.

substance, mais non pas explicitement [1]. On sait que, pour la phthisie par exemple, quelques praticiens ont préconisé l'administration du chlorure de sodium à haute dose [2], qui facilite la digestion, favorise l'assimilation et concourt ainsi à l'emploi de la méthode d'engraissement proposé depuis long-temps pour le traitement de la diathèse tuberculeuse.

M. Filhol, dans ses savantes recherches, attribue au voisinage des sources salées de Salies, en Béarn, la grande proportion de chlorure de sodium que contiennent les Eaux-Bonnes; car elles sont situées près du point d'affleurement des ophites, et par conséquent des couches de sel gemme et de gypse [3].

c. *Propriétés médicales.*

Les propriétés médicales des Eaux-Bonnes sont de beaucoup les plus importantes et celles qui doivent surtout nous préoccuper à plus d'un titre.

---

[1] Un bain de 300 litres d'Eau-Bonne renferme 85gr,50 de chlorure de sodium.

[2] M. le professeur Jaumes m'a dit avoir retiré de bons effets de l'emploi du chlorure de sodium, que les malades phthisiques pouvaient prendre en salade à leurs repas en grande quantité et sans que leur estomac en souffrît.

[3] *Loc. cit.*, p. 376.

Deux grandes divisions sont nécessaires pour cet objet :

1° Etude de l'action des Eaux-Bonnes sur l'état hygide;

2° Etude de leur action sur l'état morbide.

En un mot, quels sont les rapports de l'administration de ces eaux avec la physiologie et la pathologie médicales?

§ Ier État hygide.

Examinons l'action des Eaux-Bonnes sur les trois grandes fonctions physiologiques de la vie : fonctions de nutrition, de relation et de génération.

A. FONCTIONS DE NUTRITION.

1. Digestion.

Le premier phénomène qui se manifeste après l'absorption des Eaux-Bonnes, et que j'ai observé bien souvent sur moi-même et sur les autres, c'est un redoublement d'appétit. Les personnes qui ont l'estomac paresseux, qui ont du dégoût pour les aliments, qui ont certaines gastrites indolentes, voient cet état disparaître et leur appétit revenir au bout de peu de jours.

Il y a, bien entendu, des exceptions à ce fait; les constitutions délicates et fragiles, les tempéraments nerveux n'éprouvent pas ce phénomène. J'ai même connu une dame sujette aux névroses qui ne put jamais bien digérer les Eaux-Bonnes et fut obligée de renoncer à leur usage. Mais ce ne sont là que des cas assez rares. En général, on observe surtout une augmentation sensible de l'appétit, contre laquelle on est obligé de tenir les malades en garde durant les premiers jours.

Il est à remarquer que la digestion s'opère avec beaucoup plus de facilité, et que les personnes gênées jusque-là par des obstructions, des digestions pénibles, etc., se trouvent tout d'abord soulagées.

L'absorption se fait aussi plus facilement et plus rapidement.

Je crois, contrairement à quelques auteurs, que la diarrhée est l'effet général de l'administration de ces eaux; je l'ai observée sur bien des personnes. Les évacuations alvines se font, en général, à la suite de coliques peu violentes, et acquièrent chez certains malades une répétition et une intensité fatigantes pendant les premiers jours; mais ces symptômes s'amendent et diminuent peu à peu progressivement.

La constipation s'observe rarement sous l'influence des Eaux-Bonnes ; elle cesse, au contraire, chez les personnes qui y sont sujettes naturellement.

J'ai connu aussi des malades qui, sujets autrefois aux hémorrhoïdes et en étant depuis long-temps débarrassés, ont vu ce flux hémorrhoïdal reprendre comme jadis, après l'ingestion des Eaux-Bonnes depuis quelques jours.

Chez d'autres, ces eaux sulfureuses occasionnent, dans les premiers jours, des picotements désagréables dans l'arrière-gorge et une certaine difficulté de déglutition. Cet état n'est que passager, et se lie généralement aussi à l'irritation exercée par l'eau minérale sur les granulations souvent volumineuses qui sont disséminées dans le pharynx, chez beaucoup de malades atteints d'affections des voies aériennes.

A cet état du pharynx se joint une inflammation momentanée de la muqueuse buccale qui est rouge et tuméfiée, ainsi que les amygdales qui ont augmenté de volume et sont une gêne pour la déglutition.

2. Circulation.

La circulation est évidemment activée par l'action des Eaux-Bonnes. Le pouls devient plus vif, plus fréquent : cet état peut aller jusqu'à la fièvre, qui n'est alors qu'une fièvre critique et de bon augure. Mais si on faisait un usage immodéré des eaux, il pourrait en résulter une fièvre intense dont l'action ne serait pas sans danger.

J'ai connu des personnes robustes et bien constituées qui, venues aux Pyrénées pour accompagner des malades, voulurent s'amuser à boire des eaux minérales pour prévenir, disaient-elles, le mal à venir. Au bout de quelques jours de ces ingestions d'eau sulfureuse à grands verres, elles éprouvèrent de la fièvre, de la céphalalgie sus-orbitaire et une chaleur précordiale qui les forcèrent d'interrompre leur imprudente conduite.

Tout en activant la circulation, l'Eau-Bonne doit probablement modifier aussi la qualité du sang et lui rendre sa plasticité : c'est pour cela, sans doute, que ces eaux ont agi efficacement chez les femmes chlorotiques et dans les maladies atoniques et adynamiques.

Chez certains sujets, la faiblesse de la poitrine est compliquée de troubles du côté du cœur. Il faut bien prendre garde à ce symptôme, et le médecin qui percute et ausculte la poitrine doit toujours ausculter le cœur, afin de ne pas ordonner l'action intempestive des Eaux-Bonnes dans des cas de palpitations, de péricardite, etc.

3. Respiration.

L'excitation produite sur tout l'organisme se manifeste aussi vers les organes respiratoires; aussi y a-t-il de l'oppression, de la toux, une expectoration plus abondante.

On a même reproché aux Eaux-Bonnes de favoriser ou de provoquer des hémoptysies; on a beaucoup exagéré les faits.

Il est évident que si des malades imprudents prennent les eaux au troisième degré de la phthisie pulmonaire, avec des tubercules ramollis et des cavernes dans les poumons, l'excitation directe produite par l'usage des eaux sulfureuses sera des plus funestes, ne fera qu'aggraver la maladie par une cause toute mécanique et amènera des hémoptysies, souvent abondantes, qui produiront les plus graves désordres.

Mais chez les malades qui ne prennent les eaux que d'après l'avis des médecins, et qui sont affligés de maladies chroniques des voies respiratoires, de phthisie commençante, etc., les hémoptysies sont assez rares.

Remarquons surtout que la population estivale des Eaux-Bonnes se compose de l'agglomération de malades accourus de tous les points de l'Europe, affectés des maladies qui sont le plus sujettes aux hémoptysies.

J'ai dit que l'oppression, la dyspnée augmentaient ; cependant ces accidents sont combattus avec avantage par l'altitude du lieu (790^{m}), qui procure un air pur et sans nuages pendant la plus grande partie du jour. Mais aussi la chaleur éprouvée dans cet étroit vallon pendant l'après-midi, l'humidité occasionnée le matin et le soir par les brouillards qui descendent de la montagne, puis la chaleur étouffée ressentie la nuit dans les petits appartements des malades, toutes ces alternances de température doivent être notées quand il s'agit de rendre compte de ce symptôme fatal à la respiration.

4. Sécrétions.

Sécrétion urinaire. — Outre l'action exercée par tous les liquides sur les reins, l'Eau-Bonne y cause une excitation directe qui augmente de beaucoup la sécrétion urinaire. Cela est si vrai que les personnes atteintes de catarrhe de la vessie, de gravelle, etc., voient ces accidents se manifester avec plus d'intensité; ce qui les force à suspendre l'usage des eaux.

Sécrétion cutanée. — En même temps la peau se couvre d'une certaine moiteur, qu'entretiennent aussi la température de la saison dans laquelle on vit et les courses toujours fatigantes que l'on fait dans la montagne.

Mais la nuit se manifestent des sueurs souvent abondantes, au point de réveiller le malade par leur contact humide. Chez certains phthisiques, où cette sécrétion cutanée se manifeste la nuit avec une grande intensité, il sera du devoir du médecin de la combattre en diminuant ou en suspendant momentanément l'usage des eaux.

L'Eau-Bonne, prise en bains, agit comme la plupart des eaux sulfureuses en provoquant sur la peau un sentiment d'ardeur et de démangeaison, et en déterminant quelquefois des éruptions.

Elle peut aussi servir de puissant moyen de diagnostic, en décelant la présence du virus syphilitique chez des malades qu'on croyait complètement guéris et chez lesquels la diathèse était passée à l'état latent. On voir alors apparaître, par l'emploi des eaux sulfureuses, des syphilides, des taches cuivrées, etc., toutes choses qui ne peuvent laisser de doute dans l'esprit du médecin. Il en est de même de la diathèse scrofuleuse latente, qui apparaît au grand jour par le même procédé, en produisant des éruptions cutanées, des engorgements ganglionnaires, etc.

Il ne faut pas perdre de vue la sympathie spéciale et purement vitale qui existe entre la peau et la membrane muqueuse pulmonaire; aussi doit-on prémunir le système tégumentaire contre toutes les brusques variations atmosphériques.

Sécrétion bronchique. — J'ai dit, en parlant de la respiration, que les Eaux-Bonnes excitent la toux et provoquent l'expectoration des crachats. La sécrétion bronchique est plus abondante qu'à l'ordinaire et composée de mucosités parsemées de matière puriforme, auxquelles se joignent des produits tuberculeux chez les phthisiques arrivés à un état avancé, et chez lesquels cette ingestion ne fait que favoriser, par son excitation spéciale, le développement de la diathèse morbide.

Je ne crois pouvoir mieux faire que de citer, à cette occasion, l'opinion d'Antoine Bordeu sur l'action de ces eaux :

« Il n'existe pas, dit-il, de béchique et d'expectorant plus recommandable, de plus doux *fondant* que nos sources minérales de Bonnes ; elles ont la vertu singulière de porter à la poitrine, d'augmenter plus que tout autre médicament la sécrétion du suc bronchial et celle de la transpiration du poumon. Il n'est pas de béchique qui *échauffe moins*. Elles ont la propriété de mûrir toutes sortes de rhumes ; elles font cracher copieusement et en fort peu de temps ; elles allègent le poumon et facilitent ses mouvements. Non-seulement elles dégagent la poitrine en portant à la peau et en augmentant la sécrétion des reins, mais encore en procurant des évacuations du côté de la trachée.... Du reste, je compte tellement sur ces propriétés, que je fais prendre nos eaux dans toutes les aiguës allongées, pour peu qu'il reste de l'embarras dans le parenchyme des poumons. Elles nous tiennent, en quelque sorte, lieu de kermès minéral, auquel on pourrait peut-être les substituer[1]. »

---

[1] Antoine Bordeu, Dissertation sur les eaux minérales du Béarn. 1750, Paris.

Comme le tube intestinal est excité, il est plus que probable que les sécrétions de la bile dans le foie, du suc pancréatique dans le pancréas et du suc gastrique dans l'estomac sont augmentées en proportion. Il en est de même des glandes salivaires, du suc intestinal sécrété par les follicules et les glandes de l'intestin, et de l'absorption plus grande des vaisseaux chylifères.

B. FONCTIONS DE RELATION.

Innervation.

L'ingestion des Eaux-Bonnes se manifeste de deux manières bien différentes sur le système nerveux, suivant les personnes.

Chez le plus grand nombre, les fonctions d'innervation sont excitées ; le système nerveux est plus ébranlé ; le sommeil, agité et pénible, est troublé par des rêves et des cauchemars, souvent il devient impossible.

Les muscles se ressentent aussi de cette excitation ; on éprouve ce qu'on appelle des impatiences dans les jambes, un besoin instinctif de locomotion. Les forces étant surexcitées, on se sent apte à entreprendre des promenades et des courses qui fatiguent beaucoup moins qu'elles l'auraient fait autrefois.

Il y a aussi des mouvements brusques, involontaires, automatiques ; rarement soubresauts des tendons.

Chez d'autres personnes, au contraire, j'ai observé un effet tout opposé : elles avaient la nuit un sommeil de plomb, et paraissaient plongées pendant la journée dans une espèce d'hébétude, dans une somnolence invincible presque continuelle. Ces cas s'observent moins souvent que les précédents et chez des malades d'un tempérament lymphatique.

Je crois avoir aussi remarqué que la voix est un peu enrouée, le timbre plus rauque et renforcé.

Les facultés intellectuelles sont excitées chez les uns et abattues chez les autres.

Les premiers sont gais, dispos ; leur imagination s'exalte, ils éprouvent même quelquefois, dit-on, une sorte d'ivresse. Je n'ai jamais observé ce dernier symptôme. « On sent à peu près, dit Antoine Bordeu, les effets que l'on éprouve par l'usage du café ou par celui de certains légers excitants lorsqu'on n'y est pas habitué. »

Les autres paraissent, au contraire, sombres, abattus, taciturnes, et demeurent silencieux.

C. FONCTIONS DE GÉNÉRATION.

Appareil génito-urinaire.

L'appareil génito-urinaire participe de l'excitation générale de l'économie.

Il y a production plus abondante de sperme; les désirs vénériens sont réveillés ; des pertes séminales et des pollutions nocturnes ont lieu pendant le sommeil, favorisées en outre par la diaphorèse générale, par la chaleur du lit, et le sommeil agité auquel on est sujet.

De plus, comme l'eau sulfureuse excite une hypersécrétion de toutes les muqueuses, les écoulements urétraux anciens, qui avaient depuis long-temps disparu, peuvent se manifester de nouveau, et l'on a vu des blennorrhagies reparaître tout-à-coup à l'état indolent, d'autres fois en causant dans le canal de l'urètre des sensations de chaleur et de cuisson insupportables. On peut voir ainsi se rouvrir des chancres ou des ulcères syphilitiques qui semblaient cicatrisés.

Il y a de même chez les femmes un afflux sanguin vers l'utérus, et la menstruation est plus abondante et plus sanguinolente chez celles qui font usage de l'eau de Bonnes : c'est donc un bon médicament à prescrire aux chlorotiques pour rétablir et régulariser le flux menstruel. Chez certaines femmes débilitées, l'écoulement menstruel devient sanglant et peut aller jusqu'à l'hémorrhagie. Il faut bien se garder d'en arriver là, et surveiller attentivement la malade dès ses premières prises d'eau.

Les leucorrhées chroniques augmentent aussi par la même cause.

Il est rare que les règles soient diminuées.

Le flux hémorrhoïdal, qui a une grande analogie chez l'homme avec l'écoulement menstruel de la femme, suit à peu près les mêmes phases que lui. Nous en avons parlé, du reste, à propos des organes digestifs.

D. EFFETS GÉNÉRAUX.

D'après ce que nous avons dit précédemment, nous pouvons conclure que les Eaux-Bonnes agissent physiologiquement sur l'économie, en activant et en excitant les diverses fonctions.

Elles augmentent le degré de la chaleur animale, rendent la digestion plus facile, activent l'absorption et la circulation, déterminent même quelquefois de la fièvre, gênent la respiration, favorisent l'expectoration et la sécrétion plus grande de toutes les muqueuses et du système cutané, font renaître les besoins génitaux.

Le malade se sent ou plus vif, plus gai, plus allègre, plus actif;

Ou bien il est abattu, triste, assoupi.

Ces phénomènes hygides, qui sont si tranchés dans les premiers jours de l'administration des eaux, s'amoindrissent peu à peu avec leur usage, et finissent par disparaître en grande partie chez la plupart des malades. Il faut remarquer de plus que ces eaux, comme toutes les eaux minérales, n'agissent pas seulement par leurs propriétés chimiques; mais on doit tenir compte aussi de leurs propriétés physiques, de leur thermalité, de leur poids (surtout dans les douches), etc.

§ II. **État morbide.**

Passons en revue, les unes après les autres, les diverses affections morbides pour la cure desquelles les Eaux-Bonnes sont souvent d'un si puissant secours, et commençons par cette terrible affection diathésique qui fait partout tant de victimes, et que quelques praticiens regardent encore comme incurable dans toutes ses manifestations successives : je veux parler de la phthisie pulmonaire.

1. PHTHISIE PULMONAIRE.

Il est nécessaire, pour expliquer l'action curative des Eaux-Bonnes, d'étudier les degrés d'évolution du tubercule pulmonaire à travers les périodes successives de la maladie.

Dans la première période (phthisie commençante), on constate ordinairement, par la percussion, de l'obscurité au sommet du poumon, sous la clavicule ou en arrière dans les fosses sus et sous-épineuses, et par l'auscultation, au même endroit, une respiration faible, quelquefois rude et saccadée, une expiration prolongée et du souffle tubaire, de la bronchophonie, des craquements secs, etc.; symptômes qui indiquent la présence de tubercules à l'état de crudité.

La seconde période (phthisie fébrile ou confirmée) est caractérisée par la matité plus prononcée au sommet, le râle sous-crépitant et les craquements humides, qui prouvent que les tubercules passent de leur période de crudité à la période de ramollissement.

La troisième période (*phthisis desperata* des anciens) voit tous ces signes physiques s'aggraver. On entend le râle caverneux ou gargouillement, la respiration caverneuse, la pectoriloquie, la toux caverneuse. Si les cavernes sont vastes et profondes, on entend quelquefois avec la respiration amphorique la fluctuation thoracique et le bruit de pot fêlé. Tous ces symptômes annoncent que les tubercules ont creusé dans le parenchyme pulmonaire des cavernes, résultat de leur fonte rapide; cavernes à demi pleines de pus, en partie perméables à l'air et qui désorganisent le poumon.

En présence de ces symptômes morbides, la première question qui se présente à l'esprit est celle-ci : Est-il possible d'arrêter le développement progressif des tubercules? Cette question, qui a été jugée diversement par les auteurs anciens, est maintenant résolue affirmativement par les modernes, qui sont tous d'accord à ce sujet.

Oui, on peut enrayer la marche fatale du tubercule dans les premiers temps de son évolution. Cette guérison s'opère de trois manières :

On le tubercule est à l'état de crudité, et alors

son développement s'arrête ; il reste à l'état de tubercule miliaire et comme enkysté au milieu du parenchyme pulmonaire.

D'autres fois, comme l'autopsie l'a constaté chez les vieillards, il devient crétacé ou espèce de corps inerte et inorganique ; il est rarement résorbé.

Ou le tubercule est ramolli, et alors le pus s'épanche au-dehors ; la plaie se réunit par une inflammation adhésive, et la caverne se ferme et se cicatrise.

Je sais bien que ces faits sont malheureusement bien inférieurs au chiffre de la mortalité qui atteint les phthisiques ; mais cependant ils sont reconnus par tous les praticiens, et doivent faire persévérer dans le traitement de cette terrible affection.

On a préconisé une foule de moyens thérapeutiques, dont le nombre s'accroît chaque jour et que l'expérience fait abandonner tour-à-tour. L'émulation que l'on met à la recherche de ces agents en prouve justement l'inanité.

Mais, de tous ces moyens, il n'existe pas de spécifique plus accrédité que l'usage des Eaux-Bonnes, auxquelles Bordeu a, le premier, attribué leur vertu spéciale contre les premières périodes de la phthisie, ce que les expériences de ses successeurs ont pleinement confirmé. Bordeu y a peut-être, comme tout novateur, ajouté une foi un peu aveugle, et a pu, du temps que les maladies de poitrine étaient peu connues, confondre avec la phthisie diverses autres affections. Mais depuis Laënnec les lésions pulmonaires ont été mieux étudiées, et, grâce à l'auscultation et à la percussion, le médecin a pu suivre pas à pas la marche du travail réparateur opéré sur le poumon par l'action des Eaux-Bonnes.

Mais dans quel cas ces eaux sulfureuses seront-elles employées? Ce sera dans la première période et au commencement de la seconde période de la phthisie, c'est-à-dire quand le tubercule est encore à l'état de crudité ou au commencement de la période de ramollissement et de suppuration.

Dans le premier cas, l'Eau-Bonne agira en arrêtant subitement le développement du tubercule, ou en le faisant passer à l'état crétacé; le tubercule est toléré par le parenchyme pulmonaire et reste stationnaire.

Dans un travail remarquable publié dans les *Archives de médecine* de 1839, M. Rogée trouva sur 100 vieilles femmes ouvertes à la Salpêtrière, 51 qui présentaient des concrétions crétacées et calcaires du poumon, indice de la transformation tuberculeuse opérée par le travail réparateur de la nature médicatrice.

Dans le second cas, la sortie du pus sera favorisée par l'expectoration, et la caverne qui commençait à se former se fermera et se cicatrisera. Ce résultat heureux ne s'obtient pas tout d'abord.

L'Eau-Bonne, comme la plupart des autres eaux minérales, a une action immédiate et une action éloignée. L'action immédiate se manifeste, comme je l'ai déjà dit, par un effet excitant spécial sur l'organe pulmonaire; mais à cette aggravation momentanée des symptômes succède une action véritablement thérapeutique. Une fois que l'eau minérale a, pour ainsi dire, pris droit de domicile dans l'économie, l'effet salutaire se produit, tantôt quelques jours, quelques semaines, tantôt quelques mois après. Ordinairement, après une ou deux saisons, le malade quitte les eaux guéri ou avec une amélioration manifeste; mais souvent aussi l'effet médicateur ne se montre qu'après la cessation du breuvage depuis quelques semaines, et quand le malade a repris chez lui ses anciennes habitudes.

On ne doit donc pas désespérer de la cure par

les eaux dans les cas que j'ai signalés plus haut.

Mais aussi, quand il s'agit d'une phthisie pulmonaire à la fin du deuxième et encore plus au troisième degré, c'est-à-dire quand les tubercules morbifiques sont en pleine voie de suppuration et ont désorganisé l'organe pulmonaire par de vastes et profondes cavernes qu'il est au-dessus du pouvoir de la nature médicatrice de cicatriser, alors on devra toujours s'abstenir de l'emploi des Eaux-Bonnes. Bien plus, dans ces circonstances, elles seront plutôt nuisibles qu'utiles et hâteraient la fin du malade ; car ces eaux, même prises en petite quantité, avec tous les ménagements possibles, ne feraient qu'irriter davantage l'organe et accélérer la gravité des symptômes morbides.

Aussi l'on ne saurait trop blâmer la conduite de ces médecins qui, après avoir vu échouer tout leur arsenal thérapeutique chez des phthisiques arrivés à cette période, les envoient aux Eaux-Bonnes en désespoir de cause et en partie pour se débarrasser d'eux. Qu'ils espèrent obtenir de bons effets par le voyage (cependant assez pénible), par le changement de lieu, de climat, de température : je le veux bien, et ne ferai que les approuver. Mais aussi qu'ils leur interdisent formellement l'usage des Eaux-Bonnes; qu'ils les envoient seulement passer quelques mois aux Pyrénées, dont le climat estival peut leur convenir, comme celui d'Hyères, de Cannes, de Madère, qui ont été vantés dans la même occasion.

C'est en grande partie à l'obstination de quelques malades qui, arrivés à cette période funeste, croient trouver un soulagement dans ces eaux, que l'on doit ces hémoptysies et ces symptômes aggravants qui ont hâté la fin de quelques-uns, et ont fait décrier ces sources thermales par des critiques malveillants.

J'ai encore à la mémoire le triste exemple de deux de mes compatriotes qui, abusés sur leur fâcheux état et forçant un peu la main à leurs médecins, ont trouvé la mort là où ils cherchaient le salut, et ont péri quelques semaines après, l'un d'une hémoptysie foudroyante, l'autre dans la consomption et le marasme. Le premier était une jeune dame qui avait conservé encore son appétit, une partie de ses forces et de son embonpoint, et chez laquelle l'auscultation seule pouvait déterminer l'état réel.

Mais on pourra dire avec raison que la phthisie

pulmonaire ne siège pas toute entière dans le tubercule; ce n'est pas une affection locale ou purement anatomique, si je puis ainsi dire, mais úne diathèse qui a son retentissement dans toute l'économie : en sorte que, si les Eaux-Bonnes n'agissent localement que sur le produit tuberculeux et le font disparaître, l'affection diathésique pourra bien rester latente pendant quelque temps, mais elle se manifestera bientôt de nouveau et avec plus d'intensité qu'auparavant.

Heureusement, l'eau sulfureuse n'agit pas seulement localement; c'est un tonique qui fait sentir ses effets sur tout le système, et modifie non-seulement le parenchyme pulmonaire, mais encore donne une nouvelle plasticité aux muscles de la vie organique, à ceux du mouvement, à toute l'économie en un mot, comme nous allons le voir pour les maladies qui suivent.

Il résulte des belles recherches de MM. Andral et Gavarret, que dans la phthisie pulmonaire, à mesure que le tubercule se ramollit, il y a diminution des globules du sang et augmentation de la fibrine, mais en proportion moins grande que dans la chlorose. L'Eau-Bonne agit dans ce cas comme tonique, en modifiant la vitalité du sang et en lui rendant peu à peu les principes qu'il avait perdus[1].

La phthisie pulmonaire, étudiée sous le rapport de ses manifestations morbides, se traduit au-dehors par des caractères particuliers, sous trois formes spéciales :

1° Forme atonique simple,

2° Forme sub-inflammatoire,

3° Forme spécialement nerveuse.

La forme atonique est de beaucoup la plus fréquente, et se présente surtout chez les sujets d'un tempérament lymphatique, scrofuleux, chlorotique, etc., chez lesquels il existe une lenteur particulière de toutes les fonctions de l'économie. C'est dans cette forme surtout que les Eaux-Bonnes seront d'un grand secours, en agissant comme toniques fortifiants et légèrement excitants. Dans les formes sub-inflammatoire et nerveuse de la phthisie, leur action est contre-indiquée.

Ne pouvant nier les faits authentiques de guérison des phthisiques par les Eaux-Bonnes, certains détracteurs ont voulu l'attribuer simple-

---

[1] Andral et Gavarret, Recherches sur le sang. Paris, 1841.

ment au déplacement des malades, au changement de lieu, d'habitudes, de régime, etc.

Je ne doute pas que l'hygiène ne joue, en effet, un grand rôle dans le traitement de la diathèse tuberculeuse ; mais, malgré cela, les faits observés par les médecins des eaux sont trop explicites pour qu'on puisse les nier.

Du reste, on a obtenu des guérisons par les Eaux-Bonnes transportées près des malades qui étaient restés chez eux, exposés aux mêmes conditions hygiéniques depuis leur enfance.

B. BRONCHITE CHRONIQUE.

Dans l'affection catarrhale, les Eaux-Bonnes font merveille, et elles sont surtout recommandées par le grand Bordeu, qui s'exprime ainsi : « Les Eaux-Bonnes sont, pour ainsi dire, spécifiques dans les affections catarrhales vulgairement connues sous le nom de *rhumes*. Leur manière d'agir est d'exciter une petite fièvre qui mûrit promptement la maladie et amène l'expectoration[1]. »

Elles sont de plus employées avec beaucoup de

---

[1] OEuvres de Théophile Bordeu, édit. Richerand, T. II, obs. XLV, p. 861.

succès dans la bronchite chronique, affection ordinairement si rebelle aux soins thérapeutiques.

Autrefois que les maladies de poitrine étaient moins bien connues, on a pu souvent confondre la bronchite avec la phthisie; et c'est ainsi que l'on peut expliquer les guérisons surnaturelles que Bordeu assure avoir obtenues par l'eau de Bonnes sur des sujets qui lui présentaient tous les symptômes de la phthisie la plus avancée. C'étaient, dit-il, des *pulmoniques décidés*. Il s'agissait probablement de bronchites chroniques.

Dans ces cas, en effet, les Eaux-Bonnes font merveille. Leur premier effet est évident, et fait passer la maladie de l'état chronique à l'état aigu: les quintes de toux sont plus fréquentes, l'expectoration est plus abondante; puis, peu à peu ces phénomènes s'amendent, et tout tend à l'état normal.

A l'Eau-Bonne prise en boisson on pourra ajouter l'eau minérale en bains, pour produire une sorte de révulsion sur le système cutané. Les émanations d'un *vaporarium* seraient encore, dans ce cas, un puissant adjuvant.

Ce traitement peut aussi s'appliquer à la bronchorrhée, où l'on voit des malades expectorer par jour un ou deux kilogrammes de flux bronchique. Cette affection n'attaque guère que les personnes d'un tempérament lymphatique, et paraît être la suite de plusieurs bronchites répetées.

c. LARYNGITE CHRONIQUE.

C'est dans la laryngite chronique que l'eau de Bonnes a depuis long-temps une réputation d'efficacité incontestable; aussi y voit-on accourir chaque année une foule de malades atteints d'affections de ce genre, et, parmi eux surtout, des ecclésiastiques, des avocats et des officiers, dont le larynx a été exercé trop long-temps et fatigué aux sermons de la chaire, aux plaidoyers de la barre ou au rude commandement de l'exercice militaire. Ces laryngites sont souvent accompagnées d'ulcérations idiopathiques niées par quelques auteurs [1], ou qui sont les signes précurseurs d'une diathèse tuberculeuse, syphilitique ou cancéreuse. On devra se hâter de recourir au traitement hydro-sulfureux en boisson, en bains, en douches répetées chaque jour et dirigées

[1] Grisolle, Traité de pathologie interne, T. I, p. 342.

sur le larynx, en gargarismes à chaque prise d'eau. Au bout de peu de jours, la raucité et l'enrouement de la voix diminuent; l'aphonie, si elle existait, disparaît; la toux et l'expectoration se modèrent; la déglutition est moins douloureuse, etc. Mais ces améliorations ne se font qu'avec lenteur, et rarement une seule saison aux eaux suffit pour enlever le mal.

Si les ulcérations du larynx tiennent à la phthisie pulmonaire, l'action des eaux sera assez probable, mais tout-à-fait nulle s'il s'agit d'un symptôme de la diathèse cancéreuse; le pronostic du praticien devra donc être très-prudent. Il faut remarquer encore que les moindres variations atmosphériques entraveront la guérison de la laryngite; aussi l'hygiène la plus sévère devra-t-elle être observée.

D. ASTHME.

L'asthme est une affection d'une incommodité d'autant plus grande qu'on la voit souvent durer toute la vie. Les accès de suffocation fatiguent et épuisent le malade, surtout lorsqu'ils sont à des intervalles rapprochés. Les Eaux-Bonnes rendent donc un immense service en combattant avec succès cette affection spasmodique ; on les administre en boisson deux ou trois fois par jour, et plusieurs auteurs ont cité des cures merveilleuses obtenues. Il faut aussi faire la part des nouvelles conditions hygiéniques dont le malade se voit entouré aux eaux thermales : il se trouve dans un climat chaud qui lui sera très-favorable. Floyer, qui était lui-même asthmatique et qui a écrit sur cette affection, recommande surtout l'air sec, la respiration de l'air pur des montagnes, et veut qu'on évite tout climat humide et brumeux.

Aussi l'asthmatique devra-t-il éviter aux Eaux-Bonnes la promenade du matin et du soir, où l'air est chargé de vapeur d'eau et d'humidité. Le régime alimentaire sera plus sévère que celui des phthisiques; mais Floyer leur prescrit le thé et le café qui sont interdits aux premiers. Il insiste aussi beaucoup sur l'exercice à cheval, qui dissipe l'état spasmodique par le doux ébranlement qu'il communique aux organes thoraciques. On l'a conseillé de même pour la première période de la phthisie ; mais cet exercice ne doit être employé qu'avec discernement.

Quelquefois l'asthme est symptomatique d'une goutte remontée, d'un rhumatisme, de syphilis, de la suppression d'un flux habituel, etc. Dans ces cas, l'Eau-Bonne en boisson et en bains sera un puissant moyen de révulsion, déplacera le mouvement fluxionnaire et dégagera les poumons.

E. PNEUMONIE.

On emploie les Eaux-Bonnes avec avantage dans les cas de pneumonie chronique, alors que les moyens thérapeutiques les plus énergiques ont souvent échoué. On constate par l'auscultation une obscurité de la respiration dans le point affecté, ce qui indique la fluxion inflammatoire des tissus qui bouche en partie les conduits aériens et donne à peine passage à l'air. Sous l'influence de l'eau minérale cet état change : le râle sibilant survient et fait place au râle muqueux, qui indique le passage de l'air à travers les mucosités qui remplissent les bronches. Le râle crépitant, qui lui succède, annonce la guérison prochaine de l'affection : Laënnec le nommait *râle crépitant de retour*. Ce n'est que quelque temps après que le mouvement respiratoire naturel reparaît.

Malheureusement, la pneumonie chronique est

moins commune que la pneumonie aiguë, qui l'emporte de beaucoup par l'intensité et la gravité de ses symptômes. Dans cette dernière, il y a contre-indication formelle des Eaux-Bonnes naturelles ou artificielles ; et, du reste, l'état du malade est trop grave pour permettre un voyage aux Pyrénées.

F. PLEURÉSIE.

Ce que j'ai dit de la pneumonie s'applique également bien à la pleurésie.

On a vu des épanchements pleurétiques, souvent considérables, être résorbés par le traitement des eaux de Bonnes ; d'autres fois la pleurésie est sous la dépendance d'un état bilieux, catarrhal, etc. L'Eau-Bonne dissipera la douleur pleurétique, tout en s'attaquant à l'élément morbide initial et en changeant la sécrétion de la peau et de l'intestin. Il en sera de même de la pleuro-pneumonie, de la pleurodynie, etc.

G. ANGINE.

Les Eaux-Bonnes ont la renommée justement méritée de guérir l'angine. Cette maladie de l'arrière-gorge a été divisée, suivant son siége anatomique, en angine tonsillaire, gutturale, pharyngée, trachéale, etc. Nous ne devons nous occuper que de ces angines à l'état chronique, et étudier l'action des sources thermales sur ces affections en général, qui se ressemblent toutes, et ne varient guère que par la différence de siége.

Un savant médecin des hôpitaux de Paris, M. Noël Guéneau de Mussy, professeur-agrégé de la Faculté de médecine, a publié récemment un traité de l'angine glanduleuse et de l'action des Eaux-Bonnes dans cette affection [1]. Dans cet ouvrage, remarquable à plus d'un titre, M. Guéneau de Mussy n'a pas seulement donné une description détaillée de cette espèce d'angine peu connue jusqu'à présent ; mais il a fait suivre son étude d'observations relatives aux cures qu'il a pu voir aux Eaux-Bonnes, qu'il fréquente depuis plusieurs années, sur des malades affectés d'angines diverses et de maladies des voies respiratoires.

Il signale le rapport qui existe dans beaucoup de cas entre l'angine et la diathèse herpétique,

---

[1] Traité de l'angine glanduleuse, par M. Noël Guéneau de Mussy, médecin de l'hôpital de la Pitié, professeur-agrégé à la Faculté de médecine de Paris et médecin consultant aux Eaux-Bonnes. 1857.

aussi l'indication des Eaux-Bonnes est évidente. Elles sont prises en boisson, en gargarismes quatre ou cinq fois par jour, en aspirations par les narines, en pédiluves ou en grands bains.

Sous cette influence, on voit l'inflammation de l'arrière-gorge se dissiper, l'oppression et la toux cesser, l'expectoration devenir moins abondante, et la voix acquérir son timbre primitif. Il est facile de suivre pas à pas la diminution progressive des granulations du pharynx et du voile du palais.

Souvent l'angine se trouve compliquée de la diathèse tuberculeuse, de maladies de l'œsophage, de bronchite, de coryza, de dyspnée, etc., qu'on voit céder au remède curateur.

H. EMPHYSÈME PULMONAIRE.

L'emphysème du poumon, soit vésiculaire, soit lobulaire, est une affection qui fait souvent suite à l'asthme ou à la bronchite, et qui peut se compliquer d'œdème et de palpitations. Cette dilatation anormale du poumon cause une dyspnée souvent intense, de la toux, de la sonorité, et un bruit respiratoire faible mêlé de râles sibilants et sous-crépitants.

Il y a lieu d'employer les Eaux-Bonnes quand l'emphysème dure depuis long-temps et affecte des sujets lymphatiques, affaiblis et débilités. Dans ce cas, l'eau minérale en boisson agira d'abord comme stimulante, puis comme balsamique et tonique. On y joindra les bains; mais il faudra faire attention aux complications fréquentes de l'emphysème avec une affection organique du cœur, que souvent les eaux minérales ne feraient qu'exaspérer.

On joindra à cela une hygiène appropriée, qui consiste spécialement dans le séjour aux eaux thermales. Le malade se trouve éloigné des circonstances qui ont causé la maladie; il respire l'air pur des montagnes, goûte un repos et une tranquillité parfaite, fait usage d'un régime doux et approprié à son état, et se couvre assez pour se préserver des variations de l'atmosphère, auxquelles il devra s'exposer le moins possible. L'eau minérale en pédiluves ou en bains secondera l'action de celle qu'il prend en boisson, et entretiendra la moiteur de la peau. L'eau sulfureuse en boisson vaudra mieux que toutes les tisanes pectorales ordonnées en pareil cas. Plusieurs médecins font fumer à leurs malades des cigarettes faites avec les feuilles sèches du *datura stramonium*, employées déjà dans l'asthme avec avantage : il faudra que le malade conserve le plus long-temps possible la fumée aspirée, en contact avec les canaux respiratoires, et ce médicament narcotique calmera les douleurs et les efforts pénibles que nécessitent la toux et la dyspnée.

I. ŒDÈME DES POUMONS ET DE LA GLOTTE.

L'œdème des poumons est souvent symptomatique d'une affection du cœur : là, les eaux minérales n'ont rien à faire ; mais elles peuvent être utiles quand l'affection est chronique et qu'on a affaire à un sujet lymphatique, anémique, débilité, surtout chez les vieillards, ou à la suite des longues convalescences des affections de poitrine.

L'œdème de la glotte, ou laryngite œdémateuse, atteint rarement le terme de la chronicité ; ordinairement une mort assez prompte est le résultat de cette redoutable maladie ; cependant, si le premier cas se présente, l'analogie conduit à conseiller les Eaux-Bonnes avec quelque succès. Il en serait peut-être de même du pneumothorax, qui est presque toujours symptomatique d'une affection des voies respiratoires ; mais je ne connais pas d'observations où un pareil traitement ait été employé.

K. DYSPEPSIE.

Nous avons déjà dit que le premier effet des Eaux-Bonnes se traduit sur l'ensemble des voies digestives, et surtout par une grande augmentation de l'appétit; aussi en obtient-on de bons résultats chez les individus atteints de dyspepsie, qui éprouvent du dégoût des aliments, qui ont l'estomac paresseux, dont les digestions se font mal ; ces malades sont, en général, affaiblis par des écarts de régime, par une mauvaise alimentation, par des excès de toute sorte. On leur prescrit pendant l'action des eaux un régime sévère et une nourriture de plus en plus substantielle, à laquelle on arrivera graduellement. Le breuvage sulfureux fera cesser cette constipation opiniâtre à laquelle la dyspepsie donne lieu.

On combattra de même les gastrites chroniques, les gastralgies et autres affections des voies digestives, quoique d'autres eaux minérales aient été surtout vantées pour cet usage exclusif. On pourra également se servir avec avantage de ces eaux, en se rappelant la sympathie qui existe entre l'estomac et les organes thoraciques.

I. CHLOROSE.

La chlorose, qui se manifeste par une ataxie profonde toute particulière, par de l'anémie, une couleur pâle de la peau, des troubles dans la menstruation, dans les fonctions digestives, etc., doit en grande partie sa raison d'être à un appauvrissement tout spécial du sang.

MM. Andral et Gavarret ont constaté, dans leurs savantes recherches[1], que dans la chlorose le sang subit un changement particulier, tandis que la fibrine conserve sa proportion normale; il y a, par contre, une immense diminution de globules (de 127 à 21 quelquefois).

Il y a donc excès de fibrine par rapport aux globules. L'indication thérapeutique fondamentale consiste naturellement à rendre au sang sa chaleur, sa couleur, sa vitalité première, et c'est dans ce sens qu'agissent les préparations ferrugineuses. Si les eaux minérales ferrugineuses sont regardées

---

[1] Andral et Gavarret, Essai d'hématologie pathologique. Paris, 1843.

comme spécifiques de la chlorose, il ne faut pas dédaigner non plus les sources sulfureuses de Bonnes, dont l'action est d'une grande efficacité. On se sert surtout en boisson de la Source Froide, dont la réputation s'accroît tous les jours, ainsi que le nombre de ses visiteurs.

De plus, l'état adynamique de la chlorose se trouve combattu aux Pyrénées par les conditions hygiéniques les plus favorables. Les malades respirent un air pur, prennent un exercice modéré, et font usage d'une alimentation tonique et fortifiante. L'exercice à pied ou les promenades à cheval sont aussi d'un puissant auxiliaire.

M. TROUBLES DE LA MENSTRUATION.

Outre leur action si incontestable sur les organes respiratoires, les sources de Bonnes paraissent exercer un effet curateur constant sur la plupart des affections de l'utérus.

Je veux surtout parler des troubles de la menstruation qu'on observe souvent chez les jeunes filles lymphatiques ou scrofuleuses, qui présentent des phénomènes d'anémie ou de chlorose, et chez lesquelles on a besoin de stimuler l'organisme et de le tonifier tout à la fois.

« Nos eaux, dit Bordeu à propos des Eaux-Bonnes, ont le double avantage de pousser les mois et d'en modérer le flux excessif[1]. »

On se sert presque exclusivement, dans ce cas, des eaux de la Source Froide, prise en boisson deux ou trois fois par jour. Elle a une température de 13° centigr., et présente une odeur et une saveur beaucoup plus sulfureuses que la Source Vieille de l'établissement. Cette source froide jaillit au bas de la montagne de Gourzi, et a été grossièrement aménagée dans une cabane de planches. Une vingtaine de malades viennent y boire chaque jour, et il est probable que le nombre augmentera les années suivantes.

Ces eaux sont administrées principalement dans la dysménorrhée, lorsque l'écoulement menstruel se fait difficilement et s'accompagne de douleurs utérines :

Dans l'aménorrhée, qui consiste dans la suppression ou la diminution morbide des règles ;

Dans la leucorrhée chronique ou écoulement albumineux, souvent très-abondant ;

---

[1] Th. Bordeu, *loc cit.*, obs. XXX, p. 853.

Dans l'hystérie, accompagnée d'un état d'atonie profonde.

Dans ces affections utérines, l'eau minérale devra être prise avec un grand ménagement, afin de prévenir des métrorrhagies souvent funestes.

On pourrait employer, avec quelque avantage peut-être, les Eaux-Bonnes contre la stérilité. Il est, du reste, peu d'eaux minérales qui n'aient joui plus ou moins de cette réputation, à laquelle le vulgaire ajoutait jadis une foi aveugle.

Aussi Bordeu dit-il, dans ses *Recherches sur les maladies chroniques*, en faisant l'histoire de ces sources minérales :

« Les lieux des eaux étaient les rendez-vous des joueurs, des baladins....... On connaît des eaux dans les Pyrénées qui se nomment encore *enpreignadères* (engrosseuses) ; il y en a où les souverains et leurs courtisans allaient se baigner et faire des parties de plaisir. Marguerite de Valois le reprochait à Henri IV, son époux. Tout cela faisait fuir les gens graves, timides, dévots et modestes [1]. »

Cependant on comprend l'acte curateur des

---

[1] OEuvres de Théophile Bordeu, édit. Richerand, T. II, p. 822.

eaux de Bonnes. Si la stérilité dépend d'une atonie générale, d'un relâchement des membranes muqueuses, de leucorrhées intenses, d'engorgements utérins, de divers vices de menstruation que ces eaux font disparaître, elles peuvent réveiller alors l'activité génératrice de l'utérus.

N. CATARRHE VÉSICAL.

Le catarrhe vésical ou cystite chronique est primitif ou consécutif à une cystite aiguë. C'est contre lui que Bordeu vante les eaux de Bonnes ou de Barèges. On les emploie en injections dans la vessie, en bains entiers ou de siége, en boissons et en douches ascendantes.

Il faut dire cependant qu'il est d'autres établissements thermaux qui jouissent d'une réputation supérieure à celui qui nous occupe pour le traitement de cette affection. N'oublions pas non plus l'hygiène des eaux, voyages, distractions, différence de climat, régime nouveau, air pur, etc., qui sont un puissant corollaire de la médication.

O. SYPHILIS.

Bordeu cite plusieurs observations d'accidents consécutifs de la syphilis guéris par les Eaux-

Bonnes. Elles servent d'abord à déceler l'existence méconnue ou oubliée de la diathèse syphilitique, signe important pour connaître l'origine d'une maladie intercurrente. Puis, ces mêmes eaux, prises en boisson et en bains, coïncident parfaitement avec le mercure et l'iodure de potassium, administrés en même temps pour combattre la diathèse. Cependant il est certaines eaux, Bagnères de Luchon, par exemple, qui sont plus sulfureuses et dans la vertu desquelles on a plus de confiance.

P. SCROFULES.

Les scrofuleux trouvent, aux Eaux-Bonnes, les meilleures conditions hygiéniques ; en outre, l'eau minérale qu'ils boivent doit agir non-seulement par son principe sulfureux, mais par la petite quantité d'iode qu'elle contient.

Néanmoins on leur préfère en général les bains de mer.

Q. MALADIES CHIRURGICALES.

C'est au traitement des maladies chirurgicales que les Eaux-Bonnes durent leur première réputation et leur nom d'*eaux d'arquebusade*. Ce fut presque exclusivement dans ce cas qu'on les employa jusqu'au milieu du siècle dernier, c'est-à-dire jusqu'à ce que Bordeu les eût appropriées aux maladies de poitrine. Bordeu cite encore, dans ses œuvres, de nombreuses observations de maladies traumatiques guéries par ces eaux. Aussi nul doute qu'elles ne pourraient guérir comme autrefois les plaies par armes à feu, les caries, les nécroses, les exostoses, cicatriser les plaies, résoudre les engorgements articulaires à la suite des fractures et des luxations, des entorses et des fausses ankyloses, etc. Mais la mode a changé ces prévisions et a partagé ses faveurs entre deux sources rivales: laissant aux Eaux-Bonnes les affections de poitrine, elle envoie les maladies chirurgicales guérir aux eaux de Barèges, qui sont d'une température et d'un degré de sulfuration plus élevés.

Ce que je dis des maladies chirurgicales, je peux le dire des affections herpétiques et rhumatiques, pour lesquelles toutes les eaux sulfureuses sont préconisées; mais il en est d'autres que les Eaux-Bonnes qui ont, pour ainsi dire, la spécialité de la cure de ces maladies. Toutefois je ne partage pas l'opinion de M. le docteur Samonz, qui prétend que les Eaux-Bonnes n'ont aucune influence sur le rhumatisme articulaire.

CHAPITRE IV.

Indications et contre-indications à l'emploi des Eaux-Bonnes.

Nous ne voulons pas adopter l'exclusivisme de Bordeu, qui prétend guérir avec ces eaux presque toutes les affections connues, les maladies des poumons, du cœur, des reins, des intestins, de la matrice, le mal de dents et jusqu'à la surdité [1]!

Nous dirons cependant, en nous résumant, que les Eaux-Bonnes seront employées avec une grande efficacité toutes les fois qu'on aura à traiter une affection chronique et apyrétique des organes respiratoires, comme la phthisie pulmonaire dans ses premiers degrés, la bronchite, la laryngite, l'asthme, l'angine, la pneumonie, l'emphysème ou l'œdème pulmonaire, etc.; dans les troubles de la menstruation, dans la chlorose, le catarrhe vésical, les diathèses scrofuleuse et syphilitique, etc., etc.

Il y aura, au contraire, contre-indication à leur usage dans toutes les affections aiguës et fébriles,

---

[1] Th. Bordeu, *loc. cit.*, Obs. LX.

les hémorrhagies, la phthisie au troisième degré, les anévrysmes, les maladies organiques du cœur, les épanchements cérébraux, etc.

Les tempéraments lymphatiques pourront en faire usage; les pléthoriques s'en abstiendront.

Voici en quels termes formulait, il y a dix ans, ses indications thérapeutiques, un médecin distingué d'Agen, M. le docteur Andrieu, dans son remarquable *Essai sur les Eaux-Bonnes* :

« La chronicité, l'asthénie, l'état catarrhal, l'état muqueux, la diathèse scrofuleuse, l'état lymphatique, la laxité des tissus, la congestion passive habituelle, une sensibilité un peu obtuse, une irritabilité peu prononcée, la diathèse herpétique, les affections rhumatique et hémorrhoïdale, la suppression de certaines sécrétions habituelles, les engorgements atoniques des tissus, compliqués ou non de la présence des tubercules à l'état de crudité : telles sont les conditions pathologiques qui indiquent spécialement l'administration des Eaux-Bonnes, alors surtout que, par sa manifestation, l'état morbide affecte spécialement les organes vocaux et respiratoires.

« L'état inflammatoire, l'éréthisme nerveux exagéré, la douleur excessive, l'état spasmodique violent, la fluxion active, l'état pyrétique, la pléthore prononcée, les sueurs colliquatives : telles sont les contre-indications majeures, absolues ou relatives, de l'administration de ces mêmes eaux [1]. »

CHAPITRE V.

Mode d'administration.

Les Eaux-Bonnes sont administrées de deux manières : *intùs* et *extrà;* en boisson et en bains.

1° En boisson.

Le malade qui arrive aux Eaux-Bonnes doit d'abord se reposer pendant un ou deux jours des fatigues de son voyage; puis, il doit faire usage de l'eau minérale avec la plus grande circonspection et ne pas en boire avant d'avoir pris l'avis du médecin ; sans cela , en prenant du premier coup une dose trop forte, il pourrait s'exposer à de graves inconvénients. Le médecin proportionnera la dose de la boisson selon l'affection du malade jointe à

---

1. Essai sur les Eaux-Bonnes, par Andrieu, professeur-agrégé à la Faculté de médecine de Montpellier. Agen, 1847.

son tempérament, à son idiosyncrasie, à sa constitution, etc.

On devra surveiller pas à pas l'action du médicament, augmenter ou diminuer la dose selon l'effet remarqué, favoriser son action qui se porte surtout sur les sécrétions, que l'on règlera le mieux possible.

Les eaux doivent être bues à la source même, suivant le précepte d'Hoffmann : « *Quò propiùs aqua bibitur à fonte, eò efficacior; quò remotiùs, eò fit languidior.* » On les prendra donc à la source pour ne rien perdre de leur thermalité ni de leurs principes gazeux; car la chaleur ou le refroidissement exercent une fâcheuse influence sur leur nature. Si le malade ne peut se rendre à l'établissement, il pourra se faire apporter l'eau encore chaude dans un verre renversé sur une assiette, de manière à conserver ses principes gazeux. Ces eaux, ayant un goût hépatique et une odeur sulfureuse, se boivent édulcorées avec du sirop de gomme. On les coupe quelquefois avec un tiers ou un quart de verre d'infusion de violettes, rarement avec du lait. Les malades sujets à des palpitations ou à une accélération du système circulatoire remplacent le sirop de gomme par le sirop de digitale. On finit par s'habituer au goût de ces eaux, qu'on boit même avec un certain plaisir.

On commence par un quart de verre d'Eau-Bonne, dose que l'on augmente graduellement chaque jour en passant par un, deux, trois, quatre verres par jour. On ne devra pas dépasser cette dose de quatre verres; il y a même bien des malades qui n'atteignent pas jusque-là.

L'eau est prise en quatre fois, toujours une heure avant les repas : deux fois le matin, à huit et à neuf heures; puis, à trois et à quatre heures de l'après-midi.

Le matin, l'eau prise à jeun produit un effet beaucoup plus direct; car, si elle était prise au moment des repas, se trouvant mêlée avec les aliments dans l'estomac, les principes minéralisateurs pourraient être altérés et l'assimilation se produire moins sûrement. La digestion de l'eau sulfureuse doit se faire à part de la digestion alimentaire.

Après chaque prise d'eau, le malade devra faire une promenade pour en activer la digestion et provoquer la diaphorèse.

Ceux qui sont affectés de complications du côté du pharynx et de l'arrière-gorge devront se gar-

gariser avec l'eau minérale, après chaque verre d'eau.

Quand la partie postérieure des fosses nasales est affectée d'angine glanduleuse, M. Guéneau de Mussy [1] a coutume de faire injecter l'eau minérale par le nez avec une seringue de verre, ou d'en faire aspirer au malade à l'aide d'une forte inspiration. M. Fontan y joint, à Bagnères de Luchon, des douches dirigées sur le pharynx ou le larynx.

On devra donc être très-sobre d'Eau-Bonne, ne jamais en boire à ses repas, mais seulement dans l'intervalle, alors que l'estomac est vide.

Nous sommes loin du temps où Théophile Bordeu écrivait : « On consomme cinq ou six livres d'eau en trois prises, et il y en a fort peu à qui cette dose ne suffise pas [2]. »

La médecine vétérinaire a tiré parti des ressources que lui offraient les eaux de Bonnes, et depuis long-temps on y amène chaque année des chevaux du haras de Tarbes ou appartenant aux propriétaires des environs, chevaux atteints de pousse, de bronchites chroniques, de spermator-

---

[1] Noël Guéneau de Mussy, *loc. cit.*, p. 134 et suiv.

[2] Théophile Bordeu, Lettres à Mme de Sorberio, p. 67.

rhée, etc., et qui retournent guéris après avoir bu de l'eau sulfureuse pendant quelques semaines.

Ce fait montre une fois de plus l'action spécifique de ces sources thermales.

Il est bon de savoir que, pendant le traitement hydro-sulfureux, toute thérapeutique étrangère cesse.

2° En bains.

On ne se baigne pas assez aux Eaux-Bonnes: cela tient probablement à l'insuffisance des bains. Les sources, qui sont peu abondantes, n'alimentent que dix baignoires et deux douches; aussi les malades sont-ils obligés de retenir leurs baignoires depuis cinq heures du matin, sans toujours pouvoir les obtenir; par suite, bien des personnes vont, avant le déjeuner, prendre leurs bains au bel établissement des Eaux-Chaudes. On fait plutôt usage de demi-bains que de bains entiers, qui se prennent comme ceux que j'ai vu donner à la Raillière de Cauterets. Le malade est assis dans sa baignoire de marbre, le tronc et les bras couverts d'un gilet de flanelle; l'eau du bain ne monte guère au-dessus de l'ombilic. On procure ainsi une heureuse révulsion, qui tend à ramener vers le système cutané des membres inférieurs la fluxion de la poitrine et de l'arrière-gorge.

Mais on fait surtout un plus fréquent usage des bains de pied, qui agissent aussi comme révulsifs.

Les douches descendante et ascendante sont peu souvent employées.

On emploie encore l'eau en injections dans les catarrhes de la vessie, dans les engorgements utérins, etc.

Il faut remarquer que, chez beaucoup de malades des Eaux-Bonnes, les bains sont contre-indiqués, ou ne doivent être employés qu'avec la plus grande précaution, afin d'éviter tout refroidissement extérieur et toute congestion pulmonaire.

« Les baings, tant naturels qu'artificiels, dit Ambroise Paré, sont remèdes fort louables et sains, s'ils sont pris en temps deu, et quantité et qualité conuenables, comme tous autres remèdes; mais s'ils ne gardent telles reigles, ils nuisent grandement, car ils excitent horreurs, frissons et douleurs, densité de la peau, débilitent les facultés de notre corps, et apportent plusieurs autres dommaiges[1]. »

---

[1] A. Paré, OEuvr. complètes, édit. Malgaigne, liv. XXV, chap. 42.

Ce qui fait aussi que les bains sont moins employés ici qu'ailleurs, c'est que, l'eau minérale étant à une température assez basse, on est obligé de la chauffer artificiellement pour la donner en bains, ce qui lui fait perdre ainsi par évaporation une grande partie de ses principes minéralisateurs.

De plus, si l'eau sulfureuse était assez abondante, il serait facile, au lieu de préparer un bain rempli par un tuyau ouvrant au fond de la baignoire et ne pouvant servir qu'à une personne, d'éviter l'évaporation de la plupart des principes minéralisateurs pendant les premières minutes du bain; et, à cet effet, on pourrait, comme je l'ai vu pratiquer aux autres eaux des Pyrénées, notamment à Bagnères de Bigorre et à Barèges, établir par deux conduits en face l'un de l'autre un courant constant qui renouvellerait sans cesse l'eau du bain.

Les cabinets des bains sont petits, sombres et bas; le gaz sulfureux vicie l'atmosphère; il serait bien à désirer qu'on y remédiât.

J'en dirai autant de l'appareil destiné à chauffer l'eau minérale et à la conduire dans les bains par des conduits; on pourrait encore le perfectionner, et éviter par l'influence nuisible de l'air extérieur des déperditions notables de principes volatils.

Il y a aux Eaux-Bonnes plusieurs malades qui n'y séjournent qu'à cause de la société qu'ils y trouvent, et qui préfèrent son joli vallon à la gorge aride et silencieuse des Eaux-Chaudes : ce sont ceux qui sont affectés de rhumatismes chroniques, de sciatiques rebelles, d'affections cutanées invétérées, d'engorgements articulaires, etc.; toutes maladies que les diverses sources du bel établissement des Eaux-Chaudes soulagent et guérissent. Aussi un service régulier d'omnibus leur fait franchir en peu de temps les huit kilomètres qui séparent les deux stations thermales, et leur permet d'y aller prendre une ou deux fois par jour leurs bains et leurs douches. C'est à cette heureuse circonstance que nous avons dû, l'année dernière, la présence aux Eaux-Bonnes d'un illustre guerrier de Crimée [1], qui est venu chercher auprès des eaux du Béarn, sa patrie, la guérison de blessures si noblement acquises.

Mais il n'entre pas dans le cadre restreint de notre sujet de parler des propriétés des sources des Eaux-Chaudes, qui s'écartent essentiellement de la question que nous étudions dans ce travail.

[1] M. le maréchal Bosquet.

CHAPITRE VI.

De l'hygiène à observer aux Eaux-Bonnes.

Il est très-utile, pendant l'administration des eaux, d'être soumis aux règles d'une sage hygiène. Examinons donc, les uns après les autres, les modificateurs diététiques nommés par les anciens *choses non naturelles*, et que nous diviserons avec Hallé en six grandes classes :

1° Les *circumfusa*, ou choses environnantes ;

2° Les *ingesta*, introduites dans l'économie ;

3° Les *excreta*, éliminées de l'économie ;

4° Les *applicata*, appliquées sur la surface du corps ;

5° Les *percepta*, choses perçues par l'intelligence ;

6° Les *gesta*, mouvements musculaires.

1° CIRCUMFUSA.

Quand on quitte un pays de plaine pour aller prendre les eaux dans les montagnes, on doit moins se préoccuper d'une légère diminution de pression atmosphérique que du froid, des brusques variations de la température qu'on va éprouver. Ainsi, aux Eaux-Bonnes, c'est ce à quoi il faut bien faire attention ; la température varie plusieurs fois dans la journée. Le matin, quoique le soleil brille, les montagnes sont encore couvertes de nuages et de brouillards, le ravin est froid et brumeux, surtout dans les parties que le soleil n'a pas éclairées de nouveau ; aussi doit-on faire la promenade du matin plus courte que les autres. Généralement on ne sort guère qu'à huit heures, au moment de la première prise d'eau ; la chaleur ne commence à se faire sentir que vers neuf ou dix heures. On fait la seconde promenade après le déjeuner. Vers midi, la chaleur devient parfois excessive, et fatigue surtout les malades des pays septentrionaux peu habitués à ce climat : on se retire alors dans les promenades abritées par les arbres. Il ne faudra pas séjourner non plus sur le bord des torrents ou des cascades, dont la fraîcheur pourrait être nuisible après une course souvent pénible.

Le soir, après six heures, l'heure du dîner, tout le monde se rend avec plaisir sur la belle promenade horizontale qui domine la vallée d'Ossau. Il faut prendre soin de bien se couvrir et de ne pas trop prolonger ses courses, car les brouillards descendent rapidement des montagnes et finissent par envahir tout l'espace. M. Noël Guéneau de Mussy exige même que ses malades rentrent au logis à sept heures ou sept heures et demie, afin d'éviter le froid humide du soir.

2° INGESTA.

On doit faire attention au régime alimentaire des malades. Presque tous mangent aux tables d'hôte, à dix et cinq heures, auxquelles les convoquent les carillons prolongés de toutes les cloches du village.

La nourriture des hôtels est recherchée et souvent beaucoup trop assaisonnée.

Bien des personnes excitées par l'effet des eaux mangent peut-être plus copieusement que d'habitude, et c'est fréquemment la cause de leurs plaintes sur ce qu'ils attribuent à la médication sulfureuse.

Il faut, aux Eaux, manger modérément de manière à laisser l'eau minérale agir avec plus d'efficacité, et ne pas causer par sa propre faute des digestions pénibles et laborieuses.

Je recommanderai d'éviter les ragoûts épicés, les viandes noires, etc., qui ne peuvent convenir aux constitutions atoniques et débilitées.

On sert dans les hôtels de l'eau pannée, c'est-à-dire dont on a modifié le principe en y faisant macérer de la mie de pain grillée, ce qui lui donne une couleur ferrugineuse. Quelques personnes n'en veulent pas boire et demandent de l'eau ordinaire, ce qui est un tort; car l'eau du torrent est glacée, peu aérée, privée de sels, chargée de matières organiques, lourde et difficile à digérer. M. le professeur Chatin attribue de mauvais effets aux eaux de montagne qui sont privées d'iode et de brôme.

On prescrit, en général, aux personnes qui sont dans un état profond d'adynamie, l'infusion de quinquina aux repas comme boisson tonique.

Il n'est pas besoin de dire que l'eau sulfureuse est complètement interdite aux repas.

On devra surtout proscrire complètement de l'alimentation le café et les boissons spiritueuses.

L'usage du tabac doit être interdit, car sa fumée âcre et corrosive irrite sans cesse la muqueuse des voies respiratoires, et il n'y a pas de guérison à espérer avec cette cause d'irritation permanente. Il en est de même du tabac à priser, qui porte son action non-seulement sur la membrane pituitaire, mais sur celle du pharynx, ce qui arrive surtout pendant le sommeil. Je suis persuadé qu'on doit la persistance de bien de ces affections chroniques à l'habitude de fumeurs ou de priseurs acharnés qui mettent de côté sous ce rapport ou mitigent à leur façon les prescriptions sévères de leur médecin.

On recommande à quelques malades de prendre du lait chaud matin et soir, en dehors de l'heure de la prise d'eau. Le lait d'ânesse sortant du pis de l'animal nous paraît le plus convenable, car c'est celui qui se rapproche le plus du lait de femme et qui possède le plus de principes nutritifs. Aussi nous ne nous expliquons guère la préférence que les médecins des Eaux-Bonnes affectent pour le lait de chèvre, dont les qualités sont bien inférieures.

3° EXCRETA.

La peau et la membrane muqueuse sont les deux parties par lesquelles on reçoit ou on rejette le rebut et le détritus de la vie; c'est aussi sur elles qu'agit d'abord localement l'eau minérale.

Les excrétions doivent être contenues dans des limites régulières. Le bain minéral est souvent employé comme révulsif; il est donc important d'en mesurer la température et la durée. On fera, avant comme après le bain, un léger exercice; on ne les prendra qu'après le travail de la digestion.

« J'estime le baigner salubre, dit Montaigne, et crois que nous encourons nos légières incommoditez en nostre santé pour avoir perdu cette coutume. » Les eaux sulfureuses employées en bains doivent une partie de leurs principes excitants à ce que leurs molécules salines agissent contre les éléments nervoso-vasculaires de la peau qu'elles adoucissent et dont elles font disparaître l'éréthisme; elles activent les fonctions cutanées et par là rétablissent la transpiration ; elles accélèrent ensuite la circulation. Motard compare l'action sur le sang des petites doses de matières salines introduites par le bain minéral, à celle des condiments dans l'alimentation.

Nous ne répèterons pas ici ce que nous avons exposé tout au long dans l'article consacré à l'action physiologique des Eaux-Bonnes sur les sécrétions.

4° APPLICATA.

Il faut se tenir en garde aux Pyrénées contre les variations de température qui pourraient détruire tout l'effet de la médication hydro-sulfureuse. Les malades devront donc laisser de côté leur costume d'été et prendre des vêtements chauds. Ce soin est si utile, qu'on le voit mis en pratique par les plus robustes montagnards, qui sont toujours vêtus de laine.

L'usage des gilets de flanelle et des calçons sera surtout recommandé à ceux qui auront la peau susceptible, et qui seront sujets à être ébranlés par les moindres variations atmosphériques.

5° PERCEPTA.

J'ai déjà dit que ces eaux agissaient différemment sur deux espèces de malades :

Les uns ont l'esprit abattu, appesanti, assoupi ;

Les autres, sont surexcités, se sentent plus gais, plus dispos.

Mais comment ces derniers dépenseront-ils leur

activité intellectuelle? En conversations avec leurs compagnons d'infirmité, en lectures de journaux, ou en épuisant tous les romans sanglants des deux cabinets de lecture de l'endroit. De temps en temps quelques maigres concerts viennent égayer cette monotonie : c'est assez peu récréatif.

Malgré cela, nous devons savoir gré au médecin-inspecteur de l'établissement de défendre à ses malades les soirées prolongées outre mesure. Aussi les bals, les parties de jeu, les réunions nocturnes sont-ils avec soin bannis de ce séjour; ils ne pourraient qu'être nuisibles à la santé des baigneurs, qui ont besoin de réparer par un sommeil bienfaisant l'excitation des eaux et les fatigues de la journée, et ne feraient qu'attirer des gens valides ou des joueurs de profession dont on n'a que faire dans une ville de malades.

On évitera le chant et les conversations trop longues, comme pouvant fatiguer le larynx et les bronches.

Enfin, pendant le traitement Eaux aux, on doit laisser de côté toute préoccupation, toute affaire sérieuse; tout travail intellectuel doit être supprimé; il faut tâcher de vivre d'une espèce de vie animale.

Alibert a dit : « Quand vous arrivez aux eaux minérales, faites comme si vous entriez dans le temple d'Esculape; laissez à la porte toutes les passions qui ont agité votre âme et toutes les affaires qui ont tourmenté votre esprit. »

Il faut donc éviter toute contention d'esprit, se faire une société, et ne pas se laisser gagner par le spleen qui nuirait singulièrement à la guérison. Malgré soi cependant on compte les jours que l'on a à passer aux eaux, quoiqu'on cherche à s'y distraire. Les promenades sont le meilleur moyen d'y parvenir. *Idem objectum frangit animum, varietas recreat*, a dit Boërhaave. Un botaniste, un géologue, un dessinateur, un poète trouveront mille sujets variés de distraction au milieu de ces belles montagnes, et ils y seront conduits par la promenade, qui sera pour eux un exercice hygiénique à ajouter à l'effet des eaux.

6° GESTA.

Le grand complément du régime des eaux, c'est la promenade; elle favorise la digestion des eaux, fait changer d'air au malade, et dissipe son ennui et sa tristesse par la beauté des spectacles qu'elle offre autour de lui.

C'est le mode hygiénique le plus salutaire et que Ramazzini a préconisé dans les termes suivants : « *Nihil magis salutare censeo, ac magis commendo, quàm corporis exercitium, quod nihil prestantius ad obstructiones expediendas, nativum colorem roborandum, coctiones perficiendas, transpiratum promovendum et scabiem fugiendam.* »

Les ombrages du Jardin anglais, situé au milieu du village, ne seront suffisants que pour les gens impotents. On conseillera aux autres de prendre un exercice salutaire sur la belle promenade horizontale qui réunit tous les soirs l'élite des baigneurs, et où se montrent les toilettes coquettes des Champs-Elysées et du bois de Boulogne, descendues de leur landau ou de leur daumont.

La course se fait sans fatigue; car son nom indique que le promeneur n'a à gravir ni à descendre aucune colline, aucun escarpement. Cette promenade, longue de deux kilomètres, qu'on doit à la généreuse initiative de l'ancien administrateur du département des Basses-Pyrénées, le comte de Castellane, et au bienveillant concours des baigneurs de 1842, présente à ses pieds le magnifique panorama de la vallée d'Ossau, entourée de montagnes verdoyantes, fertilisée par les circuits du Gave de Gabas, et au milieu de laquelle s'étendent en forme de croix les maisons de marbre de la petite ville de Laruns.

La promenade horizontale est surtout affectée aux malades le plus gravement atteints, et interdite aux cavaliers ; elle présente le seul exemple d'une route plane au milieu des Pyrénées, condition d'autant plus précieuse aux Eaux-Bonnes qu'il s'y trouve nombre de malades chez lesquels une marche un peu ardue occasionne des dyspnées, des essoufflements, des palpitations de cœur, etc.

Chez les autres, on recommande l'exercice modéré du cheval, qui ne laisse pas que d'être favorable aux poumons, en imprimant une certaine succussion excitante.

Sydenham dit que l'équitation est plus efficace contre la phthisie, que le mercure et le quinquina dans la syphilis et la fièvre intermittente[1].

Cette opinion est évidemment exagérée, et maintenant plusieurs médecins ne recommandent l'équitation dans cette maladie qu'avec la plus grande réserve; quelques-uns même la défendent

---

[1] Sydenham, OEuvr. trad. par Jault, Dumas et Baumes. Montpellier, T. II, p. 463.

dans l'immense majorité des cas : cela tient surtout aux imprudences des malades.

Plusieurs, en effet, prennent une grande fatigue dans ces courses à cheval, qu'ils font au galop au milieu des défilés. La transpiration cutanée, provoquée par cet exercice violent, se trouve arrêtée quand les sentiers découverts de la montagne les conduisent dans des lieux abrités, sur les bords des torrents, où ils ont l'imprudence de s'arrêter. Souvent ils s'aventurent trop loin dans leurs courses, et se voient bientôt entourés d'un brouillard humide. Un refroidissement suit nécessairement cette conduite, et un nouveau catarrhe vient compliquer l'affection de poitrine dont ils sont atteints.

Les malades aussi comptent trop sur leurs forces et se fatiguent inutilement aux dépens de leur santé.

Il ne faut pas non plus oublier que ces courses font perdre de vue les heures des prises d'eau, qui doivent avoir lieu à heures fixes, avant les repas et à la Buvette même; car l'eau minérale qu'on emporterait avec soi perdrait ses qualités de température et la plupart de ses principes minéralisateurs.

On ne devra donc jamais sacrifier au plaisir de la promenade le traitement hydro-sulfureux que l'on suit.

Quoi qu'il en soit, nous conseillerons aux malades qui peuvent encore compter sur leurs forces, d'enfourcher, après le déjeuner, un cheval ou une plus modeste monture, un âne, de parcourir à l'ombre des bois-taillis les jolies promenades de Grammont, Jacqueminot et Eynard, et de visiter les belles cascades de Larressecq, de Discoo, du Gros Hêtre, du Serpent, etc., la célèbre Grotte des Eaux-Chaudes traversée par un torrent écumant, le Pont d'Enfer ou la Grotte du village d'Izeste, patrie de notre grand Bordeu.

On pourra aussi monter au kiosque de la butte du Trésor, d'où l'on domine l'étroit vallon des Eaux-Bonnes, ou gravir les sommets de la Montagne-Verte et du Pic de Gourzi.

Mais nous ne conseillerons jamais qu'à des gens bien portants et entreprenants de tenter la périlleuse ascension du Pic de Ger ou celle du Pic du midi d'Ossau, élevée de 2,967 mètres au-dessus de la mer.

Ce ne seront que des personnes robustes et infatigables qui iront par les Eaux-Chaudes et la vallée de Gabas visiter en Espagne l'établissement thermal des Eaux sulfureuses de Penticouse, ou qui se rendront par la montagne et le Col de Tortes à la vallée d'Argelès et à Cauterets. Ces courses demandent plusieurs jours de marche et sont très-pénibles à exécuter ; aussi les défendrons-nous toujours aux malades.

TROISIEME PARTIE.

DES EAUX-BONNES LOIN DE LA SOURCE.

« Quò propiùs aqua bibitur à fonte, eò efficacior; quò remotiùs, eò fit languidior. »
(Fr. HOFFMANN, De aquis mineralibus.)

CHAPITRE I.

Du traitement à suivre après la saison des Eaux.

L'habitude et la mode ont consacré la division du séjour aux Eaux-Bonnes en saisons. Chaque saison se compose de 21 jours, la multiplication superstitieuse des nombres 3 et 7. Après avoir bu pendant 21 jours, le malade est examiné de nouveau par son médecin, qui, selon son état, l'engage ou non à continuer encore pendant une demi-saison ou une seconde saison : on ne va jamais au-delà.

On suspend, dans l'intervalle, le traitement par un repos de 3 ou 4 jours. Souvent aussi, durant le traitement, on est obligé d'en faire autant quand les eaux excitent trop vivement l'organe malade.

Il ne faut pas cesser tout d'un coup l'usage de la médication sulfureuse, ce qui occasionnerait des secousses quelquefois violentes. De même qu'on a commencé à les prendre par doses graduées, on les quittera en diminuant peu à peu la quantité du médicament.

Malgré cela, la durée de la saison ne doit pas être déterminée d'avance ; car certains malades guériront au bout de 15 ou 20 jours de traitement thermal, et chez d'autres il faudra des mois, des années quelquefois.

Il sera important pour le médecin de distinguer la vraie de la fausse saturation, car la tolérance varie suivant les individus.

Une dernière visite au médecin qui a suivi la maladie est nécessaire pour qu'il examine de nouveau le malade, constate l'effet produit par les eaux depuis son arrivée aux Pyrénées, et rédige une consultation sur le traitement qu'il doit continuer chez soi. Comme les malades sont atteints à peu près des mêmes affections, le traitement varie peu pour chacun.

M. Daralde, médecin consultant de l'Empereur et inspecteur des Eaux-Bonnes, conseille à ses malades d'aller prendre quelques bains de mer avant de rentrer chez eux, et, pour parfaire au bon effet des eaux sulfureuses, il choisit naturellement la plage de Biarritz, près Bayonne, à cause de sa proximité et de ses vagues écumeuses battues par le vent du golfe de Gascogne. On pourrait prescrire, dans l'ouest, les bains de mer de Royan ou des Sables-d'Olonne, dont les plages admirables ont une réputation bien méritée. Ces bains de mer conviendront chez les tempéraments scrofuleux ou lymphatiques et dans les troubles menstruels de la femme.

On a vu aussi beaucoup de phthisiques s'en trouver bien après l'usage des Eaux-Bonnes. Il faut cependant agir très-prudemment et ne pas conseiller le bain de mer à la légère; car, sans parler du frisson initial qui suit toute immersion dans l'eau froide, les bords de la mer sont toujours rafraîchis par la brise, et on y respire un air vif qui peut être nuisible à beaucoup de phthisiques et d'asthmatiques, dans divers embarras de poitrine, etc.

M. Noël Guéneau de Mussy envoie souvent ses malades des Eaux-Bonnes, affectés d'angine glanduleuse, prendre de temps en temps des bains sulfureux aux Eaux-Chaudes, tout en buvant l'eau de Bonnes et en se gargarisant avec cette eau.

Après la saison, ils vont prendre quelques bains à Cauterets ou à Bagnères de Luchon, et plusieurs s'en trouvent bien.

Une fois la saison finie, le malade doit rentrer chez lui, sans se fatiguer par le voyage.

Il observera ensuite toutes les lois de l'hygiène la plus scrupuleuse.

Il suivra le même genre d'alimentation qu'aux Eaux-Bonnes, et attendra que l'effet salutaire des eaux se soit manifesté; effet qu'il favorisera en prenant du lait d'ânesse matin et soir pendant les quinze jours qui suivront le retour. Au bout de ce temps, il se reposera pendant un mois; et généralement, s'il n'a jusqu'alors éprouvé aucun soulagement de la médication hydrosulfureuse, ce qui est rare, il commencera alors à le sentir par une diminution progressive dans les symptômes morbides, par une restauration des forces, etc.

Si l'on a affaire à un sujet d'un tempérament lymphatique ou affecté de la diathèse scrofuleuse, il se soumettra au bout de ce temps au traitement de l'huile de foie de morue : c'est un puissant adjuvant, aliment et médicament tout à la fois, et qui ne saurait être trop recommandé. On doit préférer l'huile brune à la blanche et à l'exclusion de toutes les autres [1], parce que, outre l'iode qu'elles contiennent également toutes les deux, la brune possède beaucoup plus de principes nutritifs [2].

L'huile de foie de morue brune sera administrée à la dose de deux à quatre cuillerées à bouche par jour pour les adultes. La plus simple manière de la prendre, c'est immédiatement avant les repas, en s'humectant la bouche avec un sirop balsamique. Sans cette précaution, elle laisse dans l'arrière-gorge une sensation d'âcreté toute particulière, qui persiste long-temps après son ingestion.

Les potions et les sirops où entre l'huile de foie de morue ne valent pas l'huile prise à l'état naturel.

---

[1] Bulletin de l'Académie de médecine, T. XVIII et XX.

[2] Trousseau et Pidoux, Traité de thérapeutique et de matière médicale, T. I, p. 281.

On fera bien de suspendre l'huile de foie de morue au commencement de l'hiver et du printemps. A cette époque, on la remplacera par des Eaux-Bonnes après un repos de huit jours. On prendra les Eaux-Bonnes exportées pendant huit jours, puis on les alternera avec l'huile de foie de morue.

Sous l'influence de cette médication, le malade reprendra de l'embonpoint et des forces par l'effet fondant et tonique de cette thérapeutique.

Je regrette que l'ensemble de ce travail ne me permette pas de parler des nombreuses préparations iodées qu'on a employées avec succès depuis quelques années, et parmi lesquelles on doit placer au premier rang les pilules d'iodure de fer.

Ce qui influe surtout sur la chronicité des affections respiratoires, c'est le froid et principalement le froid humide, et il est difficile de l'éviter pendant l'hiver.

Aussi conseille-t-on aux personnes qui ont fait usage des Eaux-Bonnes et qui habitent les régions peu tempérées du centre et du nord de la France, d'aller passer l'hiver et la mauvaise saison dans un climat plus chaud et plus hospitalier. Beaucoup vont pendant cette saison à Pau : c'est un climat assez doux; cependant le voisinage des Pyrénées y occasionne souvent de brusques changements de température. Nimes et Montpellier ne valent guère mieux à cause des vents violents venant des Cévennes [1]. Perpignan serait plus convenable et plus sain.

On a vanté outre mesure le climat de Nice, qui ne mérite pas sa réputation ; la montagne de Nice ne la protège pas du tout contre les vents de l'est et de l'ouest, qui règnent une partie de l'hiver.

Marseille est une grande ville, et possède tous les inconvénients des grandes villes et aussi de sa proximité de la mer : du bruit, de la poussière, l'air trop vif de la mer et le souffle impétueux du mistral.

Ce qui convient aux maladies de poitrine, c'est le calme, le repos, une campagne abritée contre le vent et un climat tempéré. Toutes ces conditions se trouvent réunies à Hyères. On pourrait lui comparer le climat de Cannes et surtout celui de Fréjus.

---

[1] Leçons orales de M. le professeur Anglada, 1857.

Enfin, pour les gens riches, on pourra leur conseiller d'aller passer l'hiver à Catane en Sicile, dans les belles campagnes de l'Algérie, et enfin, à l'île de Madère, le climat le plus propice de la terre pour les phthisiques.

Le malade devra toujours rester en correspondance avec son médecin des Eaux-Bonnes, lui communiquer ses observations, ses améliorations ou ses recrudescences de mal, afin de pouvoir tenter s'il y a lieu, l'année suivante, une nouvelle saison aux Eaux-Bonnes.

Nous connaissons des malades qui ont été obligés de retourner cinq ou six ans de suite aux sources salutaires, pour en rapporter à la fin une santé complète. Heureusement tous n'en sont pas réduits là.

Je ne m'arrêterai pas ici aux traitements consécutifs à l'action des Eaux-Bonnes qui ont été tour-à-tour préconisés, comme les voyages sur mer, les exutoires, les vésicatoires surtout, les sétons (Portal), les cautères, etc., etc. Ce serait m'écarter du sujet que je traite.

CHAPITRE II.

Des Eaux-Bonnes exportées.

Les eaux thermales sulfureuses s'altèrent facilement au contact de l'air et par le transport. « Nos eaux, disait Bordeu, sont comme les habitants de nos montagnes; elles ne quittent pas volontiers leur patrie. Quand cela leur arrive, elles changent bientôt de caractère. »

Cependant les Eaux-Bonnes s'altèrent peu à cause de leur excès de base; et, de toutes les sources sulfureuses des Pyrénées, ce sont celles qu'on exporte le plus en France et à l'Étranger.

L'eau sulfureuse est altérée par la décomposition dans les bouteilles du sulfure alcalin, par l'air dissous dans l'eau minérale, et aussi par l'air qui y est enfermé.

On s'explique facilement la réaction qui a lieu dans ce cas.

L'oxygène de l'air s'empare de l'hydrogène de l'Eau-Bonne pour former de l'eau, et le soufre est mis à nu. Une partie de ce soufre se précipite sous forme d'une poussière ou de concrétions jaunâtres qu'on rencontre dans les tuyaux de l'établissement thermal, où elles séjournent un certain temps; l'autre partie du soufre forme, avec l'oxygène de l'air, de l'acide sulfureux et un peu d'acide sulfurique.

Ces dépôts de soufre dans les conduits où séjournent les eaux, sont peu considérables, et n'acquièrent pas le développement qu'on retrouve dans certaines eaux thermales d'un autre ordre.

La plus remarquable dans ce genre est la source ferrugineuse acidule de Saint-Alyre, près de Clermont, qu'il m'a été donné d'examiner en détail au mois de novembre dernier, et qui perd à l'air libre une partie de sa température (de 24°) et de son acide carbonique, ce qui permet le dépôt abondant du carbonate de chaux qu'elle contient : propriété remarquable dont l'industrie tire parti, comme tout le monde le sait, pour préparer une foule d'objets d'art fort recherchés.

Sur des Eaux-Bonnes exportées à Bordeaux, M. Gintrac vit que cette eau (Source Vieille) ne donnait que 0gr,0142 de sulfure de sodium par litre : ainsi, elle avait perdu 34 % en quelques mois. Conservée vingt-quatre heures dans des bouteilles mal bouchées, l'Eau-Bonne (Source Vieille) montra au même observateur une déperdition de 74 %.

Voici les résultats qu'a obtenus M. Filhol[1] sur des eaux sulfureuses exposées à l'action de l'air pendant vingt-quatre heures dans des bouteilles moitié remplies et débouchées :

EAUX-BONNES (SOURCE VIEILLE).

0,0217 quantité de sulfure contenue dans un litre d'eau pris à la source.

0,0150 quantité de sulfure contenue dans un litre d'eau exportée.

30 % perte éprouvée par l'eau dans la bouteille bouchée.

0,0053 quantité de sulfure contenue dans un litre d'eau qui a séjourné 24 heures dans une bouteille débouchée.

75 % perte éprouvée par l'eau qui a été exposée à l'air.

On peut conclure de ces essais que, l'eau sulfureuse s'altérant avec facilité au contact de l'air, il ne faut expédier que des bouteilles de faible capacité. Aussi ne doit-on faire usage que des bouteilles d'Eau-Bonne d'un quart de litre, qui

---

[1] Filhol, Eaux minérales des Pyrénées. 1853, p. 194.

ne servent qu'une fois ; tout au plus pourra-t-on employer en un seul jour des bouteilles d'un demi-litre.

On doit voir par là combien l'efficacité des Eaux-Bonnes transportées est bien moins grande que celle des eaux prises à la source. Loin de la source, dit Anglada, on n'a plus que *le cadavre des eaux*. Cependant elles rendent encore de grands services, et le médecin ne doit pas les dédaigner, car leur conservation assez bonne permet d'en obtenir d'heureux résultats. On les emploiera, comme je l'ai déjà indiqué, le matin, au moins une heure avant le repas. On cherchera à se rapprocher le plus possible des conditions physiques de l'eau prise à la source; et, pour cela, on élèvera sa température en la faisant chauffer jusque vers 33° au bain-marie, ou mieux encore en la coupant avec du lait d'ânesse chaud.

Les Eaux-Bonnes exportées seront employées dans tous les cas où on les ordonne à la source, quoique leur action soit beaucoup moins énergique et beaucoup moins excitante; aussi ne feront-elles jamais dispenser un malade d'aller les boire à la source même, car elles n'en remplaceront jamais l'efficacité.

On a observé que certaines eaux thermales transportées loin de la source reprenaient une grande partie de leurs propriétés médicatrices quand on les chauffait, non pas au bain-marie, mais dans une autre source thermale. M. Guersent [1], qui s'est occupé de cette question, a constaté des résultats assez satisfaisants, qui malheureusement n'ont pas été poursuivis. Nous ne croyons pas que les Eaux-Bonnes transportées pourraient gagner beaucoup par cette méthode de chauffage. En tout cas, cela ne serait que très-secondaire, puisqu'on ne pourrait pas l'employer dans les grandes villes, mais seulement dans les lieux qui ont le privilége de posséder des sources thermales.

Peut-on imiter une source d'une localité par une autre source naturelle d'une autre localité, ramenée aux mêmes conditions physiques et chimiques? Le rapport du docteur Patissier nous répondra :

« Bagnères de Luchon, dit-il, possède, comme chacun sait, des sources très-chaudes et très-chargées de principes sulfureux. M. Fontan, vou-

[1] Guersent, Dictionnaire de médecine, T. XI, p. 94.

lant imiter les Eaux-Bonnes, a mis les eaux de Luchon aux degrés de sulfuration et de température de cette source. Traitées par ces nymphes bâtardes, les affections chroniques de la poitrine, loin d'être améliorées, ont été aggravées; tant il est difficile à l'art d'imiter les œuvres de la nature[1]! »

CHAPITRE III.

Des Eaux-Bonnes artificielles.

Quant aux Eaux-Bonnes artificielles, elles n'ont aucun rapport avec les eaux naturelles, et leur effet ne ressemble en rien à l'action médicatrice des secondes. Les chimistes sont revenus de leurs prétentions à confectionner de toutes pièces des eaux minérales, car leur composition est encore trop peu connue pour qu'on puisse les reproduire à l'aide de réactions. Comment, en effet, pourra-t-on approuver la grossière imitation que M. Longchamp a faite des eaux sulfureuses des Pyrénées,

---

1 Commission des eaux minérales; rapport du docteur Patissier. Année 1847-1848.

dans lesquelles il remplace les matières organiques de barégine et de sulfuraire par une solution gélatineuse de colle de Flandre?

Il en est de même pour les Eaux-Bonnes artificielles. Ce sont des composés grossiers de foie de soufre, de sulfhydrates alcalins, qui pourraient être plutôt nuisibles qu'utiles; aussi tout médecin doit-il refuser le concours peu secourable de ces *nymphes bâtardes*, comme les appelait Bordeu.

Malgré cela, cependant, il est de notre devoir de donner la composition de ces mélanges chimiques qui trouvent encore de crédules adeptes.

L'eau de Bonnes artificielle, dite *Eau minérale sulfureuse des Pyrénées*, se compose de:

Sulfure de sodium cristallisé (hydrosulfure de soude)	0gr,135
Carbonate de soude cristallisé	0, 135
Chlorure de sodium	0, 135
Eau privée d'air	625, 000

Faites dissoudre et conservez dans des bouteilles bien bouchées.

On l'administrera à la dose d'un ou deux verres par jour, une heure avant le repas, pure ou coupée avec du lait.

Le bain d'Eaux-Bonnes artificielles, dit *Bain sulfureux des Pyrénées*, a pour formule :

Sulfure de sodium cristallisé.......	64	grammes.
Carbonate de soude cristallisé......	64	—
Chlorure de sodium...	64	—
Eau pure........................	32	—

Cette dissolution, renfermée dans une bouteille bien bouchée, sera versée dans le bain au moment d'y entrer.

Ce que nous avons dit des Eaux-Bonnes artificielles s'étend aussi à ces préparations confectionnées dans l'officine du pharmacien, et qu'on vend sous le nom trompeur de *pastilles d'Eaux-Bonnes.* Elles ne servent qu'à compromettre la réputation des eaux naturelles et qu'à favoriser les intrigues de la spéculation. Il en est de même de la pâte au lait d'ânesse, qu'on administre dans les mêmes maladies pour remplacer le lait naturel.

On devra toujours s'élever contre de telles préparations qui vivent d'un nom d'emprunt et ne peuvent avoir des vertus thérapeutiques propres, la chimie moderne n'ayant encore pu pénétrer assez profondément les secrets de la nature.

CHAPITRE IV.

Les Eaux-Bonnes comparées à leurs rivales.

On a cherché un succédané aux Eaux-Bonnes parmi les sources voisines, et plusieurs médecins ont voulu en élever quelques-unes à leur hauteur, et leur trouver les mêmes propriétés thérapeutiques dans le traitement des affections chroniques des voies respiratoires. Nous allons voir comment dans la plupart des cas cette opinion est hasardée, et comment l'esprit de partialité peut souvent nuire à la guérison des malades.

Nous avons visité la plupart des sources rivales des Eaux-Bonnes ; mais le temps nous a manqué pour en étudier les vertus médicatrices. Nous parlerons seulement de quelques observations qu'elles nous ont suggérées, nous en rapportant en grande partie à l'ouvrage classique et impartial de M. le docteur Constantin James [1].

---

[1] Constantin James, Guide pratique aux eaux minérales de France, de Belgique, d'Allemagne, de Suisse, de Savoie, d'Italie, et aux bains de mer. Paris, 1855.

Les deux sources principales des Pyrénées qui prétendent rivaliser avec les Eaux-Bonnes, sont celles de la Raillière à Cauterets et de Labassère à Bagnères de Bigorre.

La Raillière. — La Raillière est la première source qu'on rencontre à Cauterets quand on se dirige vers le pont d'Espagne. Elle est beaucoup moins excitante et beaucoup moins active que l'eau de Bonnes, puisqu'elle renferme moins de principes sulfureux. Elle a 39° de température, et donne par litre 0gr,0185 de sulfure de sodium et 0gr,0264 de chlorure de sodium.

Il y a une grande différence entre le mode d'action de ces deux sources. Les eaux de Bonnes agissent directement et spécialement sur les poumons, tandis que celles de la Raillière ont une action plus diffuse, et, comme dit M. le docteur James, se rendent moins directement à leur adresse. De plus, les Eaux-Bonnes s'administrent en boisson, tandis que les eaux de la Raillière sont employées en bains et surtout en demi-bains. Elles agissent presque localement dans le premier cas, et par une brusque révulsion dans le second ; aussi ces différences font qu'on donnera les bains de la Raillière aux tempéraments pléthoriques, et qu'on réservera les Eaux-Bonnes pour les constitutions lymphatiques et asthéniques, et ce sont celles qui comptent le plus grand nombre d'affections chroniques de poitrine.

Enfin, quant aux conditions hygiéniques, je préfèrerai toujours le climat salubre de Bonnes et ses promenades faciles, à l'atmosphère froide et brumeuse de Cauterets, à ses sentiers pénibles et accidentés.

Labassère. — La source froide de Labassère, éloignée de huit kilomètres de Bagnères de Bigorre, n'est bue que transportée à Bagnères dans l'établissement de la villa Théas, près des magnifiques thermes de Marie-Thérèse. C'est là que nous avons remarqué un ingénieux appareil construit par les soins de M. le docteur Filhol, et qui a pour but de tenir cette eau sulfureuse à une température à peu près constante, en la chauffant artificiellement avec de l'eau thermale et en la soustrayant au contact de l'air par une couche d'azote interposée [1]. Les eaux de Labassère, qui possèdent à 12°

[1] Filhol, *loc. cit.*, p. 361 et suiv.

$0^{gr},0464$ par litre de sulfure de sodium et une grande proportion de chlorure de sodium (0^{gr}, 2058), sont vantées par les docteurs Cazalas [1], Subervie et Labayle dans le traitement des maladies chroniques du poumon. Mais les faits observés sont encore peu concluants ; aussi nous doutons qu'elles puissent jamais égaler la renommée des Eaux-Bonnes, et nous croyons, avec M. C. James, qu'il vaudrait autant prendre ces eaux chez soi, sans se déplacer, qu'à Bagnères où on ne les a que transportées, transvasées, chauffées artificiellement, et, quoi qu'on fasse, plus ou moins altérées par l'air.

Vernet et Amélie-les-Bains. — Les sources de Vernet et d'Amélie-les-Bains, situées à l'extrémité orientale de la chaîne des Pyrénées, ne sont connues que depuis les travaux scientifiques d'Anglada [2]. Elles sont plus chaudes et beaucoup moins sulfurées que les Eaux-Bonnes ; mais elles possèdent surtout le précieux avantage d'offrir

---

[1] Cazalas, Recherches pour servir à l'histoire médicale de l'eau minérale sulfureuse de Labassère. 1851.

[2] Anglada, Traité des eaux minérales du département des Pyrénées-Orientales. Montpellier, 1833.

aux phthisiques des salles d'inhalation où ils peuvent respirer un air chargé de principes sulfureux, et dont la température constante leur permet d'y séjourner même pendant l'hiver. Cet exemple n'a pas encore été suivi aux Eaux-Bonnes, quoiqu'on en sente vivement le besoin. Pourquoi, en effet, ne ferait-on pas usage des Eaux-Bonnes en toute saison, au lieu de ne les prendre que l'été? Les malades ne seraient plus exposés à attendre huit mois le soulagement de leurs maux, et pourraient poursuivre toute l'année leur traitement hydro-sulfureux. Le séjour aux Eaux-Bonnes pendant l'hiver ne serait pas contrarié par la température qui y est plus douce qu'on ne serait disposé à le croire, circonstance qu'on ne trouverait malheureusement pas à Cauterets ni à Barèges. Il faudrait, pour n'être pas exposés à l'humidité extérieure, que les malades fussent logés dans l'établissement thermal qu'on approprierait à cette nouvelle destination. A l'administration de l'eau en boisson ou en bains chauffés artificiellement, on joindrait l'atmidiatrique, c'est-à-dire les inhalations de vapeurs sulfureuses dégagées par un vaporarium, ou des courants d'eau minérale chauffés à une température invariable. Malheureusement, la

Source Vieille n'est pas assez abondante; mais on pourrait utiliser celle d'Ortech, pratiquer des fouilles, et découvrir probablement de nouvelles richesses d'eau minérale.

C'est un problème d'une solution difficile que nous proposons, mais dont la réalisation serait un bienfait inappréciable rendu aux malades, et changerait de suite l'aspect des Eaux-Bonnes.

Malgré cela, nos eaux ont été de tout temps préférées à celles de Vernet et d'Amélie-les-Bains, dont le degré de sulfuration est beaucoup moindre et les effets thérapeutiques plus contestés.

Mont-d'Or. — Les bains du Mont-d'Or, en Auvergne, étaient regardés, dès le Ve siècle, du temps de Sidonie Apollinaire, comme *phthisiscentibus medicabiles*. Ces eaux alcalines sont à 45° et contiennent 0^{gr},45 par litre de carbonate de soude. D'où vient donc qu'on leur attribue des effets analogues à ceux des sources sulfureuses de Bonnes? Elles arrivent toutes deux à ce résultat par des modes différents. Les Eaux-Bonnes sont prises en boisson et ont toujours une action immédiate sur la poitrine, tandis que les eaux alcalines du Mont-d'Or prises en inhalations gazeuses, mais surtout en bains d'une température fort élevée, agissent en déplaçant le mouvement fluxionnaire des poumons vers la peau et en amenant au-dehors une déviation salutaire. La saison thermale est de peu de durée au Mont-d'Or; aussi bien l'air humide et froid qui y règne est peu fait pour le soulagement des affections catarrhales. M. Constantin James pense que ces bains sont plutôt nuisibles qu'utiles dans la phthisie pulmonaire, et qu'on devra s'en abstenir sagement, même dans la première période. Les Eaux-Bonnes jouissent donc sur elles d'une supériorité incontestable.

Enghien. — La mode, la spéculation et la proximité de la Capitale tendent à accroître tous les jours les effets thérapeutiques des sources froides d'Enghien et de Pierrefonds, qui ne doivent occuper que le second rang parmi les eaux minérales, surtout quand il s'agit des affections des organes respiratoires.

Les sources d'Enghien, qui n'ont pas cent années d'existence, sont minéralisées par de faibles proportions de sulfhydrate de chaux et d'acide sulfhydrique. Elles sont administrées en boisson, et surtout en bains chauffés artificiellement. M. le docteur Fontan les range dans la classe des eaux sulfureuses accidentelles dont nous avons parlé au commencement de ce travail[1].

Aussi ne pourra-t-on jamais comparer sérieusement l'action médicatrice de ces eaux à celles des Pyrénées, et surtout des Eaux-Bonnes, dans les maladies de poitrine. Il est vrai que les sources d'Enghien n'ont jamais eu la prétention de guérir la phthisie, mais seulement les affections catarrhales. Ce qui fait la renommée d'Enghien, c'est son voisinage de Paris, dont il est presque un faubourg, son joli lac bordé d'élégantes villas et sa riche campagne.

PIERREFONDS. — Le village de Pierrefonds est situé à l'extrémité de la belle forêt de Compiègne, sur les bords du lac auprès duquel est bâti l'établissement minéral et que dominent les tours majestueuses de son château démantelé sous Richelieu. Ses eaux sulfureuses sont composées de sulfhydrate de chaux, comme celles d'Enghien, mais en plus petites proportions; elles sont prescrites en boisson et en bains.

---

[1] *Voir* page 14, et Fontan, *loc. cit.*, p. 151.

Depuis ma visite à Pierrefonds, en 1853, d'importantes améliorations ont été introduites dans cet établissement : je veux surtout parler des salles de respiration, où l'on fait faire aux malades des inhalations, par le mode de pulvérisation, de l'eau sulfureuse qui lui conserve tous ses principes minéralisateurs et qui semble devoir être préférée, pour ces eaux, à la vaporisation [1].

M. le docteur Sales-Girons, inspecteur de cet établissement, a publié récemment plusieurs cas de phthisie au premier et au deuxième degré améliorés ou guéris par ces inhalations respiratoires.

L'expérience ne s'est pas encore suffisamment prononcée; mais, malgré cela, on devra placer bien au-dessus de ces sources si peu sulfurées les Eaux-Bonnes, qui jouissent d'une réputation séculaire incontestable.

Je crois avoir démontré, par ce qui précède, que les Eaux-Bonnes sont spécifiques ; car elles ont une tendance instinctive à se porter vers les organes respiratoires et à y concentrer leurs effets. Elles ne possèdent pas de succédané véritable ; la source de

---

[1] Revue médicale française et étrangère, juillet 1856.

la Raillière qui s'en rapproche le plus en diffère aussi sous plus d'un rapport. Ces deux sources thermales ont beaucoup d'analogie et de points de contact entre elles ; mais elles possèdent chacune leur indication propre et leurs malades spéciaux : elles pourront quelquefois se suppléer l'une l'autre, mais ne devront jamais s'exclure.

FIN.

TABLE ANALYTIQUE.

Troisième Partie.

FIN DE LA TABLE ANALYTIQUE.

www.ingramcontent.com/pod-product-compliance
Lightning Source LLC
Chambersburg PA
CBHW062018200326
41519CB00017B/4838

* 9 7 8 2 0 1 1 3 0 4 1 7 9 *